Ratgeberreihe
für Krebspatienten

Hermann Delbrück

- *Brustkrebs*
- *Magenkrebs*
- *Lungenkrebs*
- *Prostatakrebs*
- *Krebsschmerz*
- *Darmkrebs*
- *Künstlicher Darmausgang nach Krebs*

Hermann Delbrück

# *Künstlicher Darmausgang nach Krebs*

Rat und Hilfe
für Betroffene und Angehörige

2., überarbeitete Auflage

Verlag W. Kohlhammer
Stuttgart Berlin Köln

Die Deutsche Bibliothek – CIP-Einheitsaufnahme

**Delbrück, Hermann:**
Künstlicher Darmausgang nach Krebs : Rat und Hilfe für Betroffene und Angehörige / Hermann Delbrück. – 2., überarb. Aufl. – Stuttgart ; Berlin ; Köln : Kohlhammer, 1997
(Patientenratgeber)
ISBN 3-17-014040-X

**Wichtiger Hinweis:** Der Leser darf darauf vertrauen, daß Autor und Verlag mit großer Sorgfalt gearbeitet und den medizinischen Wissensstand bis zur Fertigstellung dieses Buches berücksichtigt haben. Bei Angaben von Mengen muß jeder Leser sorgfältig prüfen oder prüfen lassen, daß die gegebenen Hinweise nicht von den tatsächlichen Empfehlungen abweichen. Es wird deshalb empfohlen, von jeglicher Selbstbehandlung Abstand zu nehmen und immer den Behandler des Vertrauens zu Rate zu ziehen. Jede Dosierung oder Anwendung erfolgt auf eigene Gefahr des Benutzers.



2., überarbeitete Auflage 1997


Stuttgart Berlin Köln
Verlagsort: Stuttgart
Gesamtherstellung:
W. Kohlhammer Druckerei GmbH + Co. Stuttgart
Printed in Germany

# *Inhalt*

# *Vorwort zur zweiten Auflage*

Der Fortschritt in der Stomaversorgung während der letzten Jahre ist unverkennbar. Eine Überarbeitung des Stomaratgebers war daher unbedingt notwendig.
Bei keinem der sieben anderen in der Reihe erschienenen Ratgeber für Krebspatienten und deren Angehörige erhielt ich derartig viele Dankschreiben, Kommentare und konstruktiv kritische Verbesserungsvorschläge wie bei dem Stomaratgeber. Auch wiesen die in der Stomaversorgung tätigen Firmen auf die zwischenzeitlich teilweise sehr relevanten Weiterentwicklungen ihrer Produkte hin. Stellvertretend für andere danke ich insbesondere der Deutschen Hollister und Coloplast für zahlreiche konstruktive Verbesserungen und für die zur Verfügungstellung von Bildmaterial. Die beiden in unserer Klinik tätigen Stomatherapeutinnen, Schwester Gerda und Schwester Heike, gaben mir zahlreiche Tips. Ihnen allen sei an dieser Stelle für die vielen Mühen und die konstruktive Zusammenarbeit gedankt.

*Professor Dr. med. Hermann G. Delbrück*
Tumornachsorgeklinik Bergisch-Land
Wuppertal-Ronsdorf
im Sommer 1996

# *Vorwort zur ersten Auflage*

Während meiner Tätigkeit als Onkologe an in- und ausländischen Universitätskliniken, Tumorzentren und unserer Tumornachsorgeklinik wurde mir im Laufe der Jahre immer stärker bewußt, wie wichtig es ist, nicht nur die Krebserkrankung und deren Verlauf, sondern in mindestens ebensolchem Maß auch deren Auswirkungen auf den gesamten körperlichen, seelischen, sozialen und beruflichen Zustand der Patienten zu sehen. Dieser »ganzheitliche« Gesichtspunkt wird leider häufig trotz (oder wegen) der gewaltigen Fortschritte in Diagnostik und Therapie vermißt. Besonders fiel mir dies immer wieder bei den Patienten mit künstlichem Darmausgang auf. Diese können zwar heute vorzüglich operiert und medizinisch versorgt werden, werden jedoch oft hilflos und mit zahlreichen unbeantworteten Fragen und Problemen nach Hause entlassen.
Dieser Ratgeber soll die häufig vermißte notwendige »Ganzheitlichkeit« in der Nachsorge und Rehabilitation von Darmkrebspatienten berücksichtigen und hier eine Lücke schließen.
Oft kann von den Krankenhausärzten nicht die nötige Zeit aufgebracht werden, um ausführlich auf die vielen Fragen der Krebspatienten mit Stoma einzugehen, obwohl dem Arzt heute zunehmend die Aufgabe zufällt, in viel umfassenderer Weise, als es bisher geschehen ist, den einzelnen Menschen auf seine Mitverantwortung

für die eigene Gesundheit und Genesung hinzuweisen. Zunehmend hört man Vorwürfe, daß mangelnde Aufklärung und Zeitdruck zu einer nicht patientengerechten Medizin geführt haben.
Dieser Ratgeber soll eine Hilfe für diese häufig unter Zeitdruck stehenden Ärzte darstellen und auch die Patienten dazu ermuntern, Fragen zu stellen, damit sie ihre Krankheit besser begreifen, ihr Schicksal meistern und bessere Vorsorge treffen können. Auf den Darmkrebspatienten und seine Familie kommen zu Hause zahlreiche Probleme zu, die sich nur bei Kenntnis der Hilfen frühzeitig verhindern, lindern oder gar beseitigen lassen. Mein Wunsch ist es, mit diesem Ratgeber einen Beitrag dazu zu leisten, aus Behandelten Handelnde werden zu lassen.
Dieses Buch enthält viele Fragen zur Stomaversorgung, zur Krankheit und zur Krankheitsprophylaxe, die mir die Betroffenen in meiner bisherigen Tätigkeit immer wieder stellten. Es behandelt auch viele Fragen, die die Patienten in der Nachsorge erfahrungsgemäß nicht stellen, sei es aus Unwissen, einer unbewußten Verdrängung, mangelndem Mut oder weil die Betroffenen den Arzt hierfür nicht für zuständig halten; außerdem vermittelt es den Betroffenen die vielen sozialen und beruflichen Hilfen, die ihnen gesetzlich zustehen.
Dieser Ratgeber enthält einige für manche Pharmahersteller, Ärzte und »Heiler« unangenehme und für manche Patienten wahrscheinlich auch verunsichernde Fragen und Antworten. Dies trifft insbesondere auf gewisse »Alternativtherapien und Krebsdiäten« zu. Ich habe dies trotz der möglicherweise auf mich zukommenden Schwierigkeiten gewagt. Allzu häufig nämlich mußte ich während meiner bisherigen Tätigkeit die Erfahrung machen, daß verzweifelte Patienten nicht nur »Haus und Hof« für Therapien mit fraglicher Wirksamkeit verloren, sondern daß auch durch diese Therapien wirksamere Behandlungen versäumt wurden. Statt »diätfanatischer« Empfehlungen möchte ich Wege bewußter Ernährung für Darmkrebspatienten aufzeigen.
Die Kritik an diesem Buch wird sich möglicherweise weniger auf das Inhaltliche beziehen als auf die Tatsache, daß überhaupt ein derartig differenzierter, in die Einzelheiten gehender Ratgeber den-

jenigen in die Hände gegeben wird, die nach Meinung mancher eher ihre Erkrankung vergessen sollten. Ohne die möglichen Vorteile einer Verdrängung bei Krebspatienten leugnen zu wollen, bin ich jedoch der Meinung, daß diese aus mehreren Gründen heute im Gegensatz zu früher nicht sinnvoll ist. Dies trifft insbesondere auf den Darmkrebs zu. Die meisten Patienten möchten und müssen über ihre Diagnose aufgeklärt werden; hieraus ergeben sich zahlreiche Fragen, auf die eingegangen werden muß. Es ist besser, wenn die Betroffenen und Angehörigen durch diesen Ratgeber als durch die »Regenbogenpresse«, »Gesundbeter« oder »Geschäftemacher« aufgeklärt werden. Die Schulmedizin bietet heute mehr Möglichkeiten, als viele annehmen. Diese Möglichkeiten sollten ebenso genutzt werden wie die zahlreichen medizinischen, psychischen, sozialen und beruflichen rehabilitativen Hilfen, die unsere Gesellschaft ermöglicht und die die Überlebensqualität Krebskranker verbessern sollen.

Den ärztlichen und nichtärztlichen Mitarbeitern meiner Klinik, besonders unserer Stomaschwester Gerda, der Deutschen ILCO und nicht zuletzt vielen Betroffenen danke ich für die zahlreichen Anregungen und Hilfen bei der Erstellung dieses Buches.

*Professor Dr. med. Hermann G. Delbrück*
Klinik Bergisch-Land
Wuppertal-Ronsdorf
im Juli 1991

# *Geleitworte*

## Geleitwort der Deutschen Krebsgesellschaft

Die Deutsche Krebsgesellschaft ist eine wissenschaftliche Vereinigung, die Tumorspezialisten aller Fachrichtungen vereinigt. Dabei erstreckt sich die Tätigkeit auf sämtliche Bereiche der Krebsforschung, Krebserkrankung und Krebsbehandlung. Besonderes Anliegen ist natürlich die Verstärkung der Früherkennung bösartiger Erkrankungen. Daneben liegt eine besonderes Schwergewicht auf der Standardisierung der Nachsorge und in der Rehabilitation nach der Behandlung von Tumorpatienten.
Unter dem Dach der Deutschen Krebsgesellschaft ist eine sehr effektive Arbeitsgemeinschaft für Rehabilitation, Nachsorge und Sozialmedizin (ARNS) gegründet worden; diese ist äußerst effektiv tätig im Interesse tumorerkrankter Patienten. Diese Arbeitsgemeinschaft bemüht sich, die Aufklärung von Patienten selbst, aber auch von deren Angehörigen zu intensivieren. Nur ein aufgeklärter Patient ist ein kooperativer Patient, der bereit ist, die einschneidenden Maßnahmen einer Therapie sowie die Notwendigkeit einer Nachsorge zu akzeptieren.

*Professor Dr. Dr. M. Wannenmacher*
Präsident der Deutschen Krebsgesellschaft

## Geleitwort der Deutschen Krebshilfe

Als Frau Dr. Mildred Scheel 1974 die Deutsche Krebshilfe ins Leben rief, verfolgte sie zunächst zwei Ziele. Sie wollte

1. das Krebsproblem, das trotz größter gesundheitspolitischer Bedeutung für die meisten Menschen kein Thema war, aus der Tabu-Zone holen und

2. darüber hinaus bei den Bürgern ein Bewußtsein für die Eigenverantwortung bei der Bekämpfung dieser Volkskrankheit wecken.

Hilfe zur Selbsthilfe setzt Wissen und Information voraus. Eigen- und Fremdverantwortung, wie sie in den Selbsthilfegruppen praktiziert werden, verlangen »mündige Patienten«. Der aufgeklärte Patient vermag sich nicht nur selbst zu helfen, sondern auch Hilfe an andere weiterzugeben bzw. in die Wege zu leiten. Die Idee der Selbsthilfe schließt gegenseitige Hilfe mit ein.
Ein Ratgeber für Betroffene mit ausführlichen medizinischen, sozialen, psychischen und beruflichen Hilfen ist in jeglicher Hinsicht zu begrüßen. Natürlich soll der von Herrn Kollegen Delbrück ausgearbeitete Ratgeber niemals den professionellen ärztlichen Rat, die fachkompetente Hilfe des Sozialarbeiters, den beruflichen Beistand der Rentenversicherungen und Arbeitsämter ersetzen. Er soll aber die Arbeit dieser professionellen Helfer erleichtern und unterstützen. Er soll bei den Patienten Verständnis für die notwendigen diagnostischen, therapeutischen und rehabilitativen Maßnahmen wecken und sie so zu kompetenteren und mündigeren Gesprächspartnern machen.

Möge der Ratgeber ein weiterer Schritt in diese Richtung sein. Möge er den Selbsthilfegedanken fördern und den Betroffenen eine Hilfe bei der Bewältigung ihres Schicksals sein!

*Professor Dr. Sabine von Kleist*
Stellvertretende Vorsitzende des Vorstandes
der Deutschen Krebshilfe

# 1 *Wie kommt es eigentlich zu Darmkrebs, speziell zu Mastdarmkrebs und Analkarzinom (Enddarmkrebs)?*

## Fragen zu Ursachen und Verlauf der Erkrankung

### 1. *Wie sind Dünndarm, Dickdarm und Mastdarm aufgebaut, und wozu dienen sie?*

Der Speisebrei gelangt aus der Mundhöhle in die Speiseröhre, von dort in den Magen und den Dünndarm. Im Mund und im Magen wird die Nahrung mechanisch und chemisch zerkleinert, um im Dünndarm nach weiterer chemischer und enzymatischer Aufteilung vom Organismus aufgenommen zu werden.
Der Dünndarm ist ungefähr 4 bis 7 m lang und besteht aus drei Abschnitten, nämlich dem Zwölffingerdarm (Duodenum), dem Leerdarm (Jejunum) und dem Krummdarm (Ileum).
Im Zwölffingerdarm (30 cm lang) wird die Nahrung endgültig in die Bestandteile zerlegt, die der Körper aufnehmen kann. Dies geschieht mit Hilfe chemischer Zusätze, wie z. B. den Gallen- und Bauchspeichelsäften. Im darauffolgenden Leerdarm und Krummdarm werden alle Nahrungsstoffe, die unser Organismus zum Leben braucht, aus dem Nahrungsbrei herausgefiltert und in die Lymphe abgegeben. Wenn der Nahrungsbrei aus dem Krummdarm austritt und in den Dickdarm übertritt, ist nur noch der unverdauliche Rest der Nahrung übriggeblieben. Unverdaulich heißt u. a., daß er nicht resorbierbar ist. Dieser »Rest« ist sehr dünnflüssig und mit all

denjenigen Zusätzen angereichert, die für die Aufspaltung der Nahrung notwendig waren.
Die Aufgabe des Dickdarms (Kolon) ist es, für die Eindickung dieses dünnflüssigen Stuhls zu sorgen (daher der Name Dickdarm), in-

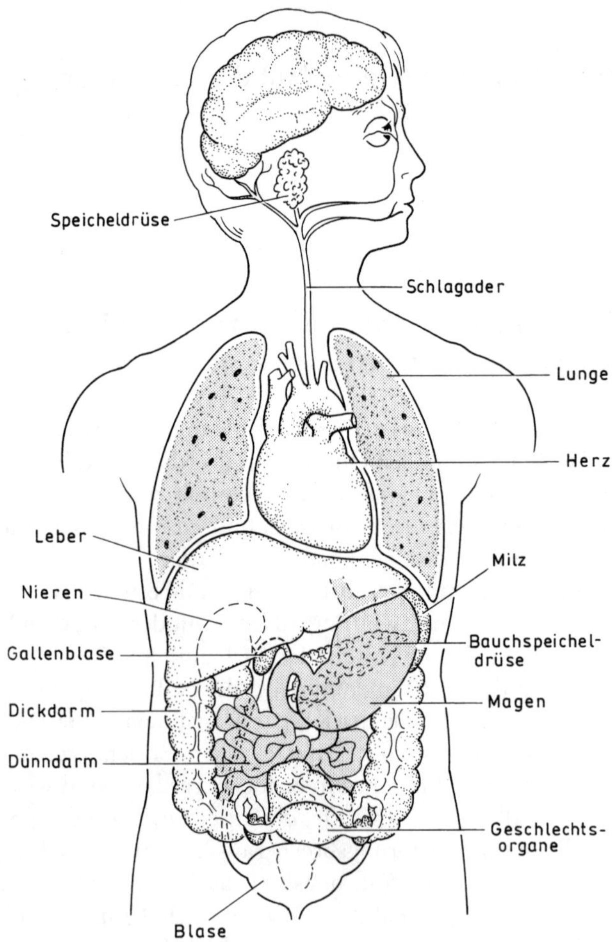


*Abbildung 1:* Die Eingeweide des Menschen

dem er dem Stuhl Wasser und einige Salze entzieht. Es entsteht somit allmählich aus dem dünnflüssigen Nahrungsrest der feste Kot. Kann aus irgendwelchen Gründen die Eindickung nicht erfolgen, wie dies z. B. bei Durchfallerkrankungen der Fall ist, kann der Wasserverlust über den Darm in schweren Fällen lebensbedrohlich werden.
Im Dickdarm kommt der Stuhl zunächst in den aufsteigenden (Colon ascendens), danach in den querverlaufenden (Colon transversum) und in den absteigenden (Colon descendens), dann in den S-förmigen (Sigma) Teil des Enddarms. Von hier aus gelangt er schließlich in den Enddarm, auch Mastdarm (Rektum) genannt (Abbildung 1 und 2).
Auch im Mastdarm kann noch eine gewisse Eindickung des Speisebreis stattfinden; die entscheidendere Aufgabe des Mastdarms ist es jedoch, die Stuhlentleerung in Gang zu bringen.

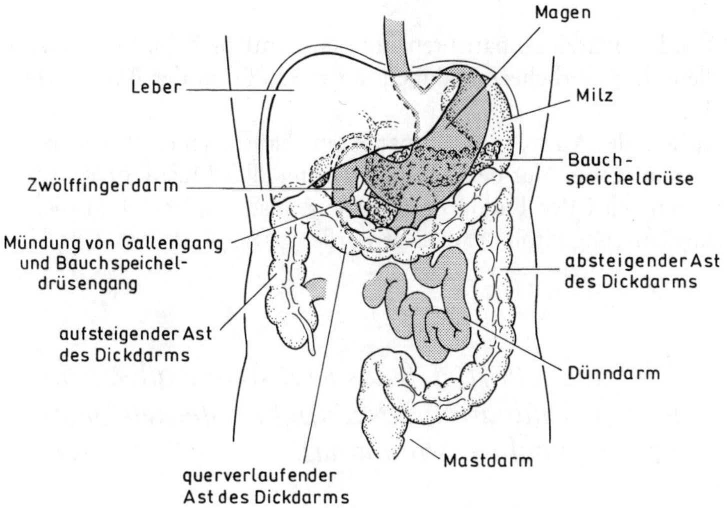


*Abbildung 2:* Lage von Magen und Darm in der Bauchhöhle mit Nachbarorganen

Im Mastdarm wird der Stuhl solange gesammelt, bis die empfindlichen Nerven des Afterschließmuskels reagieren und Stuhlgang auslösen. Ist diese Funktion des Schließmuskels gestört oder ist der Schließmuskel – je nach Art der Entfernung des Mastdarmkrebses – nicht mehr vorhanden, so kommt es zu einer Stuhlinkontinenz. Hierunter versteht man, daß der Stuhl nicht mehr willentlich zurückgehalten werden kann.

## *2. Wieviele Enddarmkarzinompatienten gibt es in Deutschland?*

Man rechnet mit etwa 18.000 neuerkrankten Patienten jährlich in der Bundesrepublik Deutschland (1995).
Die Anzahl aller sich in der Nachsorge befindlichen Patienten mit Enddarmkrebs ist allerdings wesentlich höher. Sie liegt etwa bei 150.000.
Dickdarmkarzinompatienten gibt es wesentlich mehr. Man schätzt allein ihre jährliche Zunahme auf ca. 32.000 in der Bundesrepublik.
Nicht alle Mastdarmkrebspatienten haben einen künstlichen Darmausgang. Nur bei ca. einem Drittel aller Mastdarmkrebspatienten wird der Enddarm amputiert, also muß ein künstlicher Darmausgang (Stoma) angelegt werden.

## *3. Ich habe gehört, daß das Krebsrisiko allgemein und die Enddarmkrebshäufigkeit speziell zugenommen haben. Stimmt das?*

Dies ist ein weitverbreiteter Irrtum, der auf Mißverständnissen beruht. Zweifellos haben die oberhalb des Enddarms lokalisierten Dickdarmkarzinomerkrankungen zahlenmäßig in den »Wohlstandsländern« in einem erschreckenden Maße zugenommen. Beim Enddarmkrebs hingegen ist keine eindeutige Zunahme festzustellen, ja in einigen westlichen Ländern scheint sogar das Enddarmkrebsrisiko abgenommen zu haben.

Paradoxerweise bedeutet jedoch die Abnahme des Risikos nicht auch eine zahlenmäßige Abnahme. Die absolute Zahl der in der Bundesrepublik Deutschland lebenden Enddarmkrebspatienten hat möglicherweise sogar zugenommen, weil die Menschen heute älter werden. Der Enddarmkrebs ist vor allem bei älteren Menschen sehr häufig.

Die Häufigkeit eines Enddarmkrebses bei 60- bis 65jährigen liegt bei etwa 30/100.000 Menschen, bei 35- bis 39jährigen beträgt sie weniger als 5/100.000.

## 4. *Warum ist das Enddarmkrebsrisiko im Gegensatz zum Dickdarmkrebsrisiko heute eher geringer als früher?*

Es gibt lediglich sehr vage Mutmaßungen. Man weiß, daß weltweit insbesondere die höheren und weniger die tiefer gelegenen Dickdarmabschnitte von der Krebshäufigkeitszunahme betroffen sind und führt dies auf die veränderten Ernährungsgewohnheiten zurück.

Während für die Zunahme der oberhalb des Mastdarms gelegenen Dickdarmkarzinome in erster Linie veränderte Ernährungsgewohnheiten verantwortlich gemacht werden, scheinen für den Enddarmkrebs andere Risikofaktoren zu bestehen. Die Ernährung hat zwar auch einen Einfluß; dieser ist jedoch bei Enddarmkrebserkrankungen wesentlich geringer als bei Dickdarmkrebserkrankungen (Tabelle 1). Als spezieller Risikofaktor für den Enddarmkrebs gilt der Alkoholkonsum.

*Tabelle 1:* Wichtige Risikofaktoren für Enddarmkarzinome

| |
|---|
| Adenome |
| Uretero-Sigmoidostomie |
| Früherer Dickdarm- oder Enddarmkrebs |
| Morbus Crohn |
| Chronische Colitis ulcerosa |
| Familiäre Polyposis (FAP) |
| Lynch-Syndrom |
| Gardner-, Turcot-, Muir-, Peutz Jeghers-Syndrom |
| Hochkalorische, fettreiche, ballaststoffarme Ernährung |
| Alkohol |

## 5. *Wieviele Analkarzinompatienten gibt es in Deutschland?*

Analkarzinome sind relativ seltene bösartige Erkrankungen, die sich direkt am Anus befinden. Sie machen nur ca. 1 bis 4 % aller Darmtumore aus.

Das mittlere Erkrankungsalter von Patienten mit Analkarzinomen liegt bei etwa 60 Jahren mit einer relativ großen Streuung.

## 6. *Können Sie mir einige Risikofaktoren für die Entstehung von Analkarzinomen nennen?*

Diesbezüglich gibt es nur vage Hypothesen. Mit Sicherheit sind die zum Analkrebs führenden Einflüsse jedoch anderer Art als bei den anderen Darmkarzinomen (Enddarmkrebs und Dickdarmkrebs).

Als Wegbereiter für das Analkarzinom werden häufig chronische Analfisteln und Hämorrhoiden diskutiert. Als Risikofaktoren gelten eine besondere Warzenform (Condylomata), Fisteln, Abszesse im Endbereich, Hämorrhoiden, Syphilis, Homosexualität, Morbus Bowen, Aids.

## 7. *Gibt es Zusammenhänge zwischen seelischer Verfassung und dem Darmkrebserkrankungsrisiko?*

Obwohl die psychische Verfassung immer wieder in Zusammenhang mit dem Ausbruch der Krebserkrankung gebracht wird, gibt es keine wissenschaftlich eindeutigen Aussagen, die dies belegen. Wenn überhaupt, dann spielt die Psyche verglichen mit den anderen Einflußfaktoren nur eine sehr geringe Rolle.

## 8. *Ist Darmkrebs vererblich?*

Darmkrebs ist generell nicht vererblich. Allerdings kann eine familiär vererbbare Disposition für Darmkrebs bestehen. Eine derartige familiäre Disposition gibt es besonders für das Dickdarmkarzinom in Form der familiären Polyposis oder dem Lynch-Syndrom. Sie sind bei Enddarmkarzinompatienten eher selten.
Gesunde Verwandte ersten Grades von Patienten mit Darmkarzinom haben ein zwei- bis dreifach erhöhtes Risiko, später auch an einem Darmkrebs zu erkranken. Das Risiko ist wesentlich höher bei den »Syndromen« (Tabelle 1). Das durchschnittliche Alter der aus diesen »Krebsfamilien mit Syndromen« stammenden Krebspatienten liegt niedriger als das der anderen Patienten mit Darmkrebs. Bei den Patienten mit familiär vererbbarem Darmkrebsrisiko werden vorrangig die oberen Anteile des Dickdarms, d. h. der aufsteigende und querverlaufende Darm, und seltener das Sigma und der Enddarm betroffen.
Man geht davon aus, daß ca. 80 bis 90 % der Darmkarzinome Folge von Umwelteinflüssen sind und etwa 20 % auf eine vererbbare Prädisposition zurückzuführen sind. Inzwischen weiß man, daß zumindest vier Gene bei der Entstehung des vererblichen Dickdarmkrebses beteiligt sind. Eines dieser Gene soll auf dem Chromosom 5 liegen, andere auf den Chromosomen 17 und 18.

Bei Patienten unter 40 Jahren sollte eine genetische Untersuchung erfolgen, da ihre Nachkommen eventuell auch das zum Krebs disponierende Gen haben könnten und daher regelmäßige Vorsorgeuntersuchungen, einschließlich der Darmspiegelung, vornehmen lassen müssen.

## 9. *Ich habe niemals Beschwerden gehabt, immer regelmäßig an den Vorsorgeuntersuchungen teilgenommen und bin schließlich trotzdem an Darmkrebs erkrankt.*

Eines der Hauptmerkmale des Darmkrebses ist, daß er am Anfang so gut wie keine Beschwerden bereitet. Auch im Spätstadium kommt es häufig zu so unspezifischen Symptomen, wie Blähungen, gelegentlichen Verdauungsbeschwerden, Durchfall oder Verstopfung, oder auch nur »schlechtem Schlaf«. Eine Gewichtsabnahme ist relativ selten. Der Krebs wird daher häufig erst sehr spät erkannt.

Die Symptomarmut ist der Grund dafür, daß große Anstrengungen unternommen werden, möglichst viele Männer und Frauen zu Vorsorgeuntersuchungen zu motivieren, um den Krebs im frühestmöglichen Stadium feststellen zu können. Weil der Enddarmkrebs vollständig heilbar ist, wenn er frühzeitig erkannt wird, hat der Gesetzgeber in Deutschland die Möglichkeit kostenloser Früherkennungsuntersuchungen für alle Männer und Frauen ab dem 45. Lebensjahr geschaffen.

Leider bieten die derzeitigen Vorsorgeuntersuchungen jedoch auch keine 100 %ige Gewähr für eine frühzeitige Erkennung. Routinevorsorgeuntersuchungen mit dem Finger (digitale Untersuchung) oder die Untersuchung mit Stuhl-Testbriefchen auf Blut im Stuhl (Hämokkult) sind nur grobe Untersuchungen.

Voraussetzung für einen auffälligen Hämokkulttest ist, daß die Karzinome im Darm bluten. Andernfalls ist selbst dieser empfindliche Test negativ. Die Sicherheit der Vorsorgeuntersuchungen könnte durch prophylaktische Darmspiegelungen auf beinahe 100 % erhöht werden. Dies wäre jedoch eine sehr aufwendige und für manche Menschen auch belastende prophylaktische Routineuntersuchung. Sie wird daher nur bei besonderem Verdacht bzw. bei Risikopatienten (z. B. bei familiärer Disposition) durchgeführt.

## 10. *Ich habe gehört, daß sich hinter der Bezeichnung »Darmkrebs« die verschiedensten bösartigen Erkrankungen mit völlig unterschiedlichen Eigenschaften und Verläufen verbergen können. Welche Rolle spielt die Lokalisation?*

Die unterschiedliche Bösartigkeit, der Verlauf und die unterschiedlichen Therapien ergeben sich unter anderem aus der je nach Tumorgewebe unterschiedlichen Bösartigkeit (Grading) und der Lokalisation.
Die Krankheit »Darmkrebs« ist also ein sehr weitläufiger Begriff und schließt Tumoren unterschiedlichster Gut- und Bösartigkeit, Schweregrade, Herkunft und Verhaltensweisen und daraus ableitend auch verschiedene Therapienotwendigkeiten ein. Viele Mißverständnisse von Patienten erklären sich durch die falsche Pauschalierung des Begriffes Darmkrebs. *Jeder Darmkrebs ist anders; jeder Darmkrebspatient bedarf einer individuellen Therapie und auch besonderer Berücksichtigung in der Nachsorge und Rehabilitation.*
Es gibt in der Tat bösartige und weniger bösartige Darmkrebse, ja es gibt sogar gutartige Darmtumoren (Tabelle 2). Sie können nur durch eine feingewebliche Untersuchung – und selbst dies ist häufig schwierig – voneinander unterschieden werden. Für den behandelnden Arzt ist die genaue Kenntnis des feingeweblichen Typs sehr wichtig, da Behandlung und Nachsorgeuntersuchungen je nach Gewebeart unterschiedlich sein können.

Neben dem Gewebetyp beeinflußt auch die Lokalisation das Verhalten des Krebses und damit die Art der Behandlung und Nachbetreuung (Abbildung 3). Beim Enddarmkarzinom unterscheidet man Tumoren im oberen, im mittleren und im unteren Drittel. Die Behandlung kann je nach Lokalisation völlig unterschiedlich sein. So muß bei nahezu allen im unteren Drittel des Enddarms gelegenen Tumoren ein künstlicher Darmausgang gelegt werden. Bei den höher gelegenen Tumoren ist dies nur in Ausnahmefällen notwendig.

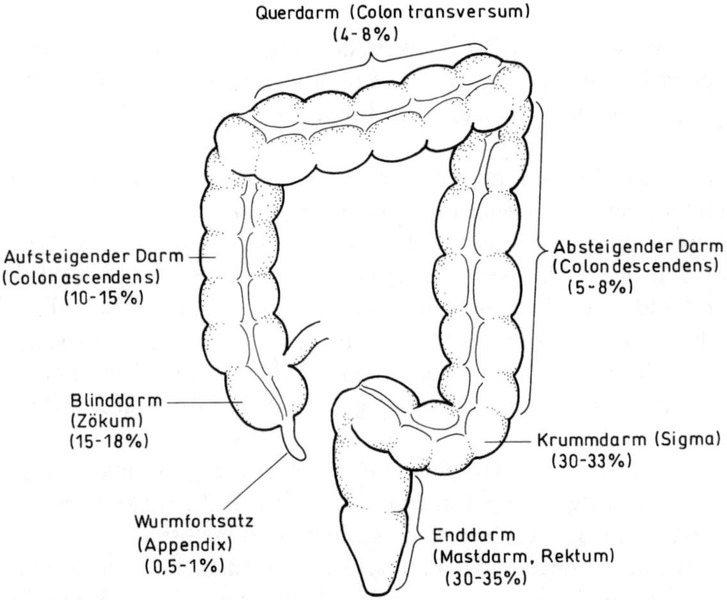


*Abbildung 3:* Die Krebslokalisationen im Darm und ihre ungefähre prozentuale Häufigkeit

*Tabelle 2:* Die häufigsten Darmtumoren

| Gutartige Darmtumoren | Bösartige Darmtumoren |
|---|---|
| • Fibrome | • Adenokarzinome |
| • Leiomyofibrome | • Muzinöse Adenokarzinome |
| • Chondrome | • Plattenepithelkarzinome |
| • Hamartome | • Adeno-squamöse Karzinome |
| • Angiome | • Kleinzellige Karzinome |
| • Myxome | • Undifferenzierte Karzinome |
| • Polypen | • Analkarzinome |
| • Myome | • Lymphome |
| • Hämangiome | • Sarkome |
| | • Metastasen |
| | • Karzinoide |
| | • Histiozytome |
| | • Melanome |
| | • Siegelringzell-Karzinome |

# 2 *Welche Therapiemöglichkeiten und Operationsverfahren gibt es?*

## Fragen zu den verschiedenen Therapien und deren Wirkung

*1. Es gibt offensichtlich die verschiedensten Therapiemöglichkeiten, angefangen von der Operation über die Strahlen-, Chemo-, Hormon-, Immuntherapie, Laserkoagulation, Kryotherapie bis hin zur ausschließlichen Überwachung.*
*Nach welchen Kriterien wird eigentlich die Entscheidung für welche Therapie getroffen?*

Für jeden Patienten muß individuell das für ihn beste Therapiekonzept erstellt werden. Das ist häufig schwer und bedarf besonderer ärztlicher Kenntnisse und Erfahrungen. Häufig wird die einzuschlagende Therapiemodalität interdisziplinär entschieden, d. h., onkologisch erfahrene Ärzte der verschiedensten Therapierichtungen besprechen in einer gemeinsamen Konferenz die für den Patienten jeweils beste Behandlung.
Das beschlossene Behandlungskonzept wird hauptsächlich von der Lokalisation, vom Ausbreitungsstadium, vom Reifungsgrad und von der feingeweblichen Form des Tumors bestimmt. Ganz wesentlich beeinflussen auch Zweiterkrankungen, das Alter und die Leistungsfähigkeit des Patienten die Entscheidung.

Grundsätzlich wird man immer zuerst an eine *operative Entfernung* des Tumors denken, da nur sie allein Aussicht auf Heilung verspricht.
Eine *Chemotherapie* wird man vorrangig dann in Erwägung ziehen, wenn entweder schon Tumorabsiedlungen in andere Organe stattgefunden haben, der Tumor nicht vollständig entfernt werden konnte oder wenn eine besondere Gefahr für eine Tumorausbreitung besteht.
Eine Tumorverkleinerung durch *Strahlentherapie* wird dann in Betracht gezogen, wenn eine Operation nicht mehr möglich ist und der Tumor Schmerzen oder andere Beschwerden bereitet.
Zusätzlich zur Operation führt man gerne eine Strahlentherapie bei Enddarmkarzinompatienten, seltener hingegen bei Dickdarmkarzinompatienten durch. Der Grund hierfür ist nicht etwa eine geringere Wirkung der Strahlentherapie auf die Dickdarmkarzinome, sondern zum einen die Gefahr größerer Nebenwirkungen und zum anderen der seltenere Befall umliegender Lymphknoten.
Die Zusatzbehandlung mit Strahlentherapie, eventuell kombiniert mit Chemotherapie, wird dann durchgeführt, wenn die in der Nähe des Enddarms gelegenen Lymphknoten befallen oder besonders gefährdet sind. Manchmal wird diese Zusatzbehandlung vor der Operation, häufig aber auch erst nach der Operation durchgeführt.
Im Gegensatz zur Brustkrebs- oder Prostatakrebserkrankung haben *Hormone* bislang keine Anwendung bei Darmkarzinomen gefunden. Hormone gelten bei Darmtumoren als wirkungslos.
Wenn überhaupt, dann hat die *Immuntherapie* nur zur Prophylaxe eine Bedeutung. In allen weltweit durchgeführten Immuntherapiestudien konnte bislang weder ein Effekt auf das Darmtumorwachstum noch auf das Wiedererkrankungsrisiko nachgewiesen werden. Der Wert einer Immunprophylaxe wird daher sehr kontrovers beurteilt. Immunpräparate werden von den Schulmedizinern bei Darmkrebserkrankten kaum eingesetzt.

## 2. *Wann wird ein künstlicher Darmausgang angelegt?*

In den meisten Fällen geht der Stomaanlage eine Krebserkrankung des Enddarms oder Dickdarms voraus. Seltener ist die Ursache eine entzündliche Darmerkrankung, wie beispielsweise die Colitis ulcerose oder der Morbus Crohn.
Früher, d. h. noch vor 10 bis 20 Jahren, mußte grundsätzlich bei allen Patienten mit Enddarmkarzinom der Enddarm entfernt und ein künstlicher Darmausgang angelegt werden. Heute können mehr als 70 % dieser Patienten »enddarmerhaltend« (kontinenzerhaltend) operiert werden. Diese »kontinenzerhaltende Operation« ist besonders dann möglich, wenn der Tumor im oberen oder im mittleren Drittel des Enddarms lokalisiert ist und man neuere Operationsverfahren, speziell neuere Klammertechniken anwendet, um den Darmschließmuskel zu erhalten.
Die Entscheidung, ob kontinenzerhaltend oder nicht operiert werden kann, ist manchmal sehr schwierig. Mitunter wird die Entscheidung erst während der Operation getroffen. Vor- und Nachteile müssen gründlich abgewogen werden.
Auf jeden Fall ist das Risiko einer lokalen Wiedererkrankung von Tumoren des letzten Enddarmdrittels nicht so hoch, wenn der gesamte Enddarm entfernt und ein künstlicher Darmausgang angelegt wird. Abgesehen vom höheren Rezidivrisiko besteht bei den »kontinenzerhaltend« operierten Patienten auch ein höheres Risiko einer Schließmuskelschwäche (Inkontinenz). Der Schließmuskel wird nämlich doch häufig, zumindest teilweise, in Mitleidenschaft gezogen.
Nicht nur die Entfernung vom After, sondern auch die Eindringtiefe des Tumors in das Gewebe (Infiltrationstiefe) spielen eine Rolle bei der Entscheidung. Dank der Computertomographie, Ultraschalluntersuchung und Rektumsonographie (Endosonographie) kann der Chirurg schon vor der Operation die ungefähre Infiltrationstiefe und die Ausdehnung des Tumors beurteilen und entsprechend das operative Vorgehen planen. Diese Untersuchungen sind für ihn wichtige Entscheidungskriterien. Am wichtigsten sind allerdings

nach wie vor die Einsichtnahme während der Operation (intraoperativ) und vor allem die feingewebliche Schnellschnittuntersuchung des bei der Operation entnommenen Gewebes.

## *3. Einige Mitpatienten haben einen doppelten Darmausgang. Hat dies besondere Gründe?*

Meistens ist nur ein Darmausgang vorhanden. Er wird *endständiger Anus praeter* genannt. Sind zwei Ausgänge vorhanden, so spricht man von einem *doppelläufigen Anus praeter.*
Doppelläufige Darmausgänge werden mit dem Ziel angelegt, eine Stuhlentleerung vor einem Hindernis oder einem entzündlich veränderten Darmabschnitt zu erreichen. Aus dem meist linken Loch, dem Ende des oberen Darmabschnitts, entleert sich der Stuhl. Aus dem anderen, dem zum After führenden Teil, kommen meist nur sehr geringe Mengen Stuhl und Schleim.
Manchmal ist auch nur nach außen hin eine einzige Öffnung zu sehen, die sogenannte *Lippenfistel.* Hierbei entleert sich der Stuhl bei einem Aufstau der Kotmassen auf natürliche Weise.
Ein doppelläufiger Anus praeter wird also im Gegensatz zum endständigen Anus praeter dann gelegt, wenn der untere Anteil des Dickdarms nicht entfernt wurde.

## *4. Was versteht man unter einer Hartmann-Operation?*

Bei dieser Technik operiert das Team vom Bauch aus. Nach Entfernung des erkrankten Sigma- oder Enddarmabschnittes wird der verbleibende Darmstumpf nach unten hin blind verschlossen. Der obere Darmteil wird als endständiges prominentes Sigma-Colostoma ausgeleitet. Die Stomaanlage ist bei dieser Technik häufig nicht endgültig, da zumeist eine Rückverlegung des Stomas vorgesehen ist.

## 5. *Was versteht man unter einer abdomino-perinealen Rektumexstirpation?*

Bei dieser Enddarmentfernung wird gleichzeitig von zwei Chirurgenteams vom Bauchraum und vom After her operiert. Es werden der gesamte Enddarm und der gesamte Sigmateil zusammen mit dem After entfernt. Das Sigma wird durch die Bauchdecke nach außen geleitet und an der Bauchhaut etwas über Hautniveau eingenäht. Die so entstehende leichte Prominenz des Stomas erleichtert seine spätere Versorgung. Das Sigma-Colostoma ist in der Regel im linken Unterbauch lokalisiert.

## 6. *Was versteht man unter einem ileoanalen Pouch?*

»Pouch« ist ein medizinischer Fachbegriff für ein operativ angelegtes Reservoir aus Darmteilen, das Stuhl bzw. Urin sammelt und bis zur Entleerung zurückhält. Beim ileoanalen Pouch wird der gesamte Dickdarm – bis auf ein kleines Stück zur Erhaltung des Schließmuskels am Enddarm – in Form eines S angelegt. Dieser Pouch soll Funktionen des Dickdarms übernehmen. Er soll den Dünndarminhalt auffangen, sammeln und dann erst entleeren. Der Dünndarm ist also bei dieser Operation an den Schließmuskel angeschlossen (Abbildung 4).

## 7. *Bitte erklären Sie mir, wie die Strahlentherapie wirkt!*

Im Gegensatz zur Hormon- bzw. Chemotherapie handelt es sich ähnlich wie bei der Operation um eine lokale Maßnahme, die nur im Bereich des Bestrahlungsfeldes wirkt. Ein Vorteil ist, daß die Strahlentherapie wesentlich schneller und auch stärker auf das lokale Tumorwachstum wirkt als die Hormon- oder Chemotherapie. Ähnlich wie nach einigen Zytostatika (Alkylanzien) stören und verhindern die Strahlen die Teilung der in den Tumorzellen gelegenen Chromosomen (DNS). Dadurch kommt es zu einer »Wachstumsbremse« für lebendes Gewebe und schließlich zum Absterben der Tumorzellen. Da die Tumorzellen häufig empfindlicher als die gesunden Zellen sind, bleiben die meisten gesunden Zellen erhalten, obwohl sie möglicherweise im Strahlenfeld gelegen haben.

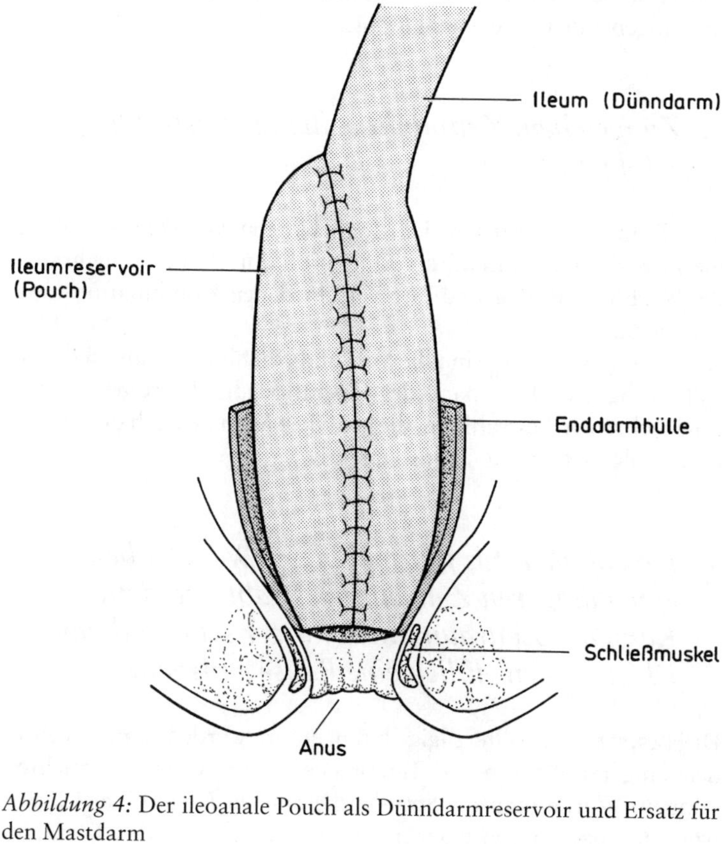


*Abbildung 4:* Der ileoanale Pouch als Dünndarmreservoir und Ersatz für den Mastdarm

Die meisten Zellen verfügen für den Fall einer Schädigung über ein eigenes »Reparatursystem«, das aus speziellen Enzymen besteht. Diese können defekte Stellen aus der Zelle beseitigen und so die Schädigung »ausgleichen«. Je besser und ausgeprägter die Reparaturfunktionen eines Gewebes sind, um so geringer ist die Strahlenempfindlichkeit. Oder umgekehrt. Ein Gewebe ist um so strahlenempfindlicher, je weniger gut dieses »Reparatursystem« funktioniert.

Die Fähigkeit zur Reparatur ist im gesunden Gewebe wesentlich ausgeprägter als im entarteten Gewebe, so daß der Tumor eher als das umgebende Gewebe langfristig geschädigt wird.

## 8. *Zu welchem Zeitpunkt sollte die Bestrahlung erfolgen?*

Vom Prinzip her bestehen vier Möglichkeiten: Die Vorbestrahlung, die Bestrahlung während der Operation am offenen Bauchraum, die Nachbestrahlung und ihre verschiedenen Kombinationsmöglichkeiten.

Am besten untersucht sind die Vor- und Nachbestrahlung. Letztere sollte möglichst bald nach der Operation durchgeführt werden. Eine Sicherheitsbestrahlung, die erst viele Monate nach der Operation erfolgt, ist häufig nicht so effektiv.

## 9. *Ich soll vier- bis fünfmal in der Woche über einen längeren Zeitraum bestrahlt werden. Kann der Zeitraum nicht kürzer sein, und kann ich zwischenzeitlich eine Pause einlegen?*

Die Bestrahlung sollte zügig durchgeführt werden, damit sich in den längeren Pausen die Tumorzellen nicht wieder vermehren können. Würde man die Strahlentherapie zu lange hinauszögern bzw. zu lange Pausen machen, so könnte dadurch der Therapie-

effekt aufgehoben werden. Ich würde von einer längeren Pause abraten.
Weltweit wird die Strahlung nur mit kleinen Einzeldosen über einen längeren Zeitraum durchgeführt. Das hat sich als die effektivere und nebenwirkungsärmere Methode erwiesen.
Die Dosiseinheit in der Strahlentherapie heißt Gy. Die für eine Tumorvernichtung notwendige Dosis richtet sich nach der Strahlenempfindlichkeit des entsprechenden Tumors und liegt meist zwischen 40 und 70 Gy. Diese Gesamtdosis wird in »Einzelportionen« aufgeteilt (Fraktionierung). Diese betragen in der Regel zwei Gy, wobei Abweichungen nach oben oder unten möglich sind.

## 10. *Wann wendet man eine Lasertherapie an?*

Ist eine operative Beseitigung der in den Darm hineinwachsenden Tumore nicht mehr möglich, so kann man mit dem Laser Tumorverschlüsse in Sekunden öffnen und so häufig noch eine Durchgängigkeit des Darms ermöglichen. Die Lasertherapie wird auch zur Stillung von Blutungen im Darm angewandt.
Mit der Lasertherapie kann man allerdings nur die im Darm sichtbaren Tumoren behandeln. Die außerhalb des Darms befindlichen Tumorabsiedlungen sind dem Laser nicht zugänglich und müssen durch Strahlen- oder Chemotherapie verkleinert werden.
Die Risiken der Lasertherapie sind gering. Als Nebenwirkungen können Blutungen und – insbesondere bei zusätzlicher lokaler Bestrahlung – auch Geschwüre auftreten. Durch geeignete Vorsichtsmaßnahmen lassen sich diese Komplikationen allerdings weitgehend verhindern.

## 11. *Wie wirkt die zytostatische Therapie?*

Etwaige vor, während oder nach der Operation in die Blutbahn freigesetzte und in andere Organe abgeschwemmte Tumorzellen können gezielt durch bestimmte Substanzen in ihrem Wachstum ge-

bremst oder sogar abgetötet werden. Diese Substanzen nennt man Zytostatika. Sie wirken am intensivsten auf rasch wachsende Zellen, aber leider auch auf die wesentlich langsamer wachsenden gesunden Körperzellen. Besonders empfindlich jedoch sind diejenigen Organe, in denen sich die Zellen relativ rasch vermehren. Hierzu gehören z. B. die Haare, die Darmschleimhaut und auch das blutbildende Knochenmark. Um die Schädigung des Knochenmarks möglichst gering zu halten, wird die Wirkung der verabreichten Medikamente immer an der Zahl der weißen Blutkörperchen im Blut gemessen. Im Gegensatz zum Haarausfall und zu den Störungen der Darmschleimhaut bemerken Sie selbst die Knochenmarkschädigung nicht. Sinken die Blutzellen unter ein Minimum ab, so ist die Behandlung zu unterbrechen.
Sobald die Zytostatika im Körper abgebaut sind, können sich die Blutzellen, die Darmschleimhaut und die Haare regenerieren, und es kommt wieder zu völlig normalen Verhältnissen.
Bei der Behandlung von Darmkrebs finden sehr unterschiedlich wirkende Zytostatika Anwendung. Die Industrie hat viele Krebsmedikamente in der »Pipeline«. Die große Hoffnung ist, daß diese Medikamente nicht nur sehr viel wirksamer, sondern auch nebenwirkungsärmer sein werden. Derzeit muß man leider davon ausgehen, daß jede wirksame Strahlen-, Chemo- oder Immuntherapie auch Nebenwirkungen hat. Deswegen empfiehlt es sich, Chemotherapien nur von onkologisch erfahrenen Ärzten durchführen zu lassen.

## *12. Wie wirkt die Immuntherapie?*

Man unterscheidet Therapien, die die körpereigene Abwehr anregen (Immunstimulation), verändern (Immunmodulation) oder körpereigene Stoffe ersetzen (Immunsubstitution).
Die körpereigene Abwehr soll von vielen Faktoren – physischen und psychischen – positiv angeregt und beeinflußt werden können. So soll z. B. die Körperabwehr durch *psychische Verhaltensände-*

*rungen* beeinflußt werden können. Hierzu bieten sich unter anderem die folgenden Verfahren an: Autogenes Training, Gesprächstherapien, Selbstbeeinflussung, Meditation, künstlerische Therapien und Yoga.
Zu den *physischen Einflußfaktoren* zählen gesunde, d. h. vielseitige und frische Ernährung, körperliche Bewegung und Abhärtung. Es werden auch zahlreiche Medikamente und Behandlungsmethoden empfohlen, die die *unspezifische Immunabwehr* beeinflussen sollen. Hierzu zählen z. B. Mistelextrakte, Enzym- und Thymuspräparate, Schlangengifte, die Sauerstoff-Mehrschritt-Therapie, Lichttherapie, Symbioselenkung und Vitamine. Wenn auch viele dieser Therapien eine meßbare Veränderung der im Blut feststellbaren Immunabwehrzellen bewirken, so werden doch von vielen Wissenschaftlern krebshemmende Wirkungen dieser Therapien angezweifelt. Auch wird vermutet, daß durch derartige unspezifisch wirkende Therapien nicht nur die positiv, sondern auch die negativ wirkenden Immunzellen angeregt werden können.
Unter der *spezifischen Immuntherapie* versteht man Substanzen, die ganz bestimmte Immunzellen anregen sollen.
Sie hat jedoch in der Praxis bislang noch keine eindeutigen Vorteile gegenüber den klassischen Tumortherapien, wie Operation, Strahlentherapie und Chemotherapie, bei Darmkarzinomen bewiesen. Auch sind die Nebenwirkungen nicht unbeträchtlich. Deswegen sollte eine derartige Therapie nur unter Aufsicht erfahrener Ärzte vorgenommen werden. In der pharmazeutischen Industrie, der universitären Forschung und den großen Krebsforschungszentren richten sich jedoch große Hoffnungen auf dieses Forschungsgebiet.

# 3 *Warum und wann kommt es zum künstlichen Darmausgang bei Mastdarmkrebs?*

## Allgemeine Fragen zum künstlichen Darmausgang (Stoma)

### 1. *Was ist eigentlich ein Stoma?*

Stoma kommt aus dem Griechischen und heißt nichts anderes als Öffnung. Derartige künstlich angelegte Öffnungen gibt es an den Luftwegen (z. B. Kehlkopföffnung = Laryngostoma), an den Harnwegen (künstlicher Harnausgang = Urostoma), am Magen (Witzel-Fistel oder perkutane endoskopische Gastrostomie = P. E. G.), am Dünndarm (Ileostoma) und am Dickdarm (Colostoma) (Abbildung 5).
Beim Colostoma, auch Anus praeter genannt, wird ein gesunder Abschnitt des Darms nach außen geleitet und dort mit der Bauchhaut vernäht. Das Stoma enthält weder schmerzempfindende Nerven noch willkürlich steuerbare Muskeln.
Die erste Colostomie erfolgte 1888 durch Cernay. Bis in die 60er Jahre hinein mußte ein Colostoma bei etwa der Hälfte aller Patienten mit Enddarmkrebs angelegt werden; heute ist dies aufgrund neuerer Operationstechniken nur noch bei etwa 10 bis 20 % aller Mastdarmkrebspatienten notwendig.

## 2. *Warum wird ein Colostoma (Anus praeter) bzw. Ileostoma angelegt?*

Ein Colostoma muß dann angelegt werden, wenn eine Erkrankung des Dickdarms sich so nahe am After befindet, daß das Verschlußorgan nicht mehr erhalten werden kann. Der Darmausgang wird dann vorverlegt. Dies kann beim Krebs der Fall sein, wenn er den unteren Teil des Enddarms befallen hat.
Ein Ileostoma wird dann angelegt, wenn entweder der Dickdarm nicht mehr vorhanden oder funktionsunfähig ist oder für einige

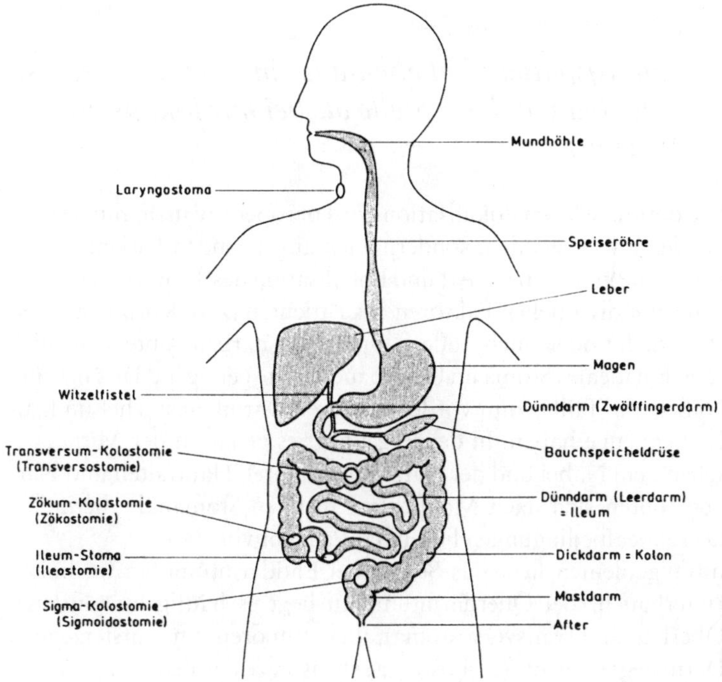


*Abbildung 5:* Die möglichen Stomaformen

Zeit ausgeschaltet werden soll. Ein weiterer Grund kann sein, daß durch die Ausdehnung der Erkrankung (z. B. bei der Colitis ulcerosa oder bei bestimmten polypösen Dickdarmerkrankungen) eine vollständige Entfernung des Dickdarms erforderlich wird.
Wenn ein Darmabschnitt störungsfrei ausheilen und zeitweilig entlastet werden soll, legt man ein doppelläufiges Stoma an. Man spricht von einer zeitlich begrenzten Colostomie, da das Stoma wieder rückverlagert wird. Wenn die Krankheit ausgeheilt bzw. durch eine operative Entfernung beseitigt ist, kann die natürliche Passage wiederhergestellt werden. Nach einer mehr oder minder langen Eingewöhnungszeit nimmt der Schließmuskel dann wieder seine normale Funktion auf.

## 3. *Ein Mitpatient hat ebenfalls ein Stoma. Dieses ist jedoch an anderer Stelle als bei mir lokalisiert. Warum?*

Die optimale Stomalokalisation wird präoperativ nicht nur am stehenden und liegenden, sondern auch am sitzenden Patienten festgelegt. Sie kann je nach Art und Lokalisation des Tumors, aber auch je nach individuellen Faktoren des Patienten (z. B. Korpulenz, Leistenbrüche oder auch andere Operationsnarben) unterschiedlich sein. Ein ideales Stoma im Unterbauch sollte genügend Distanz zum Nabel, zur Taille, zum vorderen oberen Darmbeinstachel und zur Leistenbeuge haben. In der Regel liegt es genau in der Mitte zwischen dem Nabel und der Darmbeinschaufel. Hautfalten und Narben sollten sich nach Möglichkeit nicht in Stomanähe befinden. Diese Idealbedingungen liegen häufig nicht vor.
Im allgemeinen liegt das Stoma bei Enddarmtumoren im linken Unterbauch. Bei Querdarmtumoren liegt es häufig im mittleren Oberbauch (Transversostoma), bei Tumoren im aufsteigenden Darm liegt es rechts (Zökostoma) ebenso wie das Ileostoma (Abbildung 6). Bei dem Transversumstoma handelt es sich häufig um einen doppelläufigen Ausgang. Das bedeutet, daß der Enddarm häu-

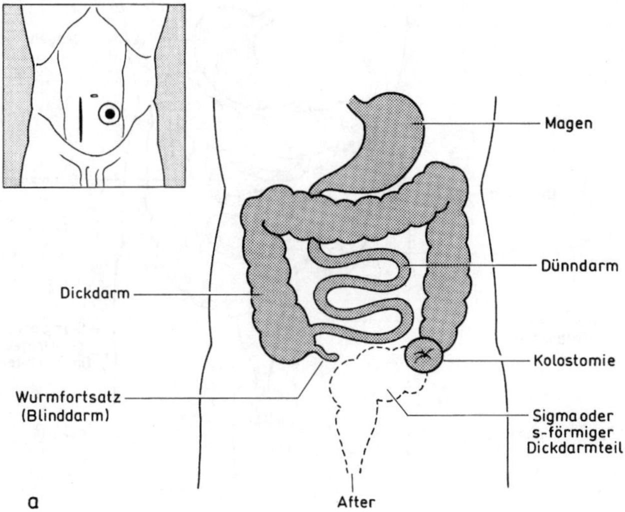


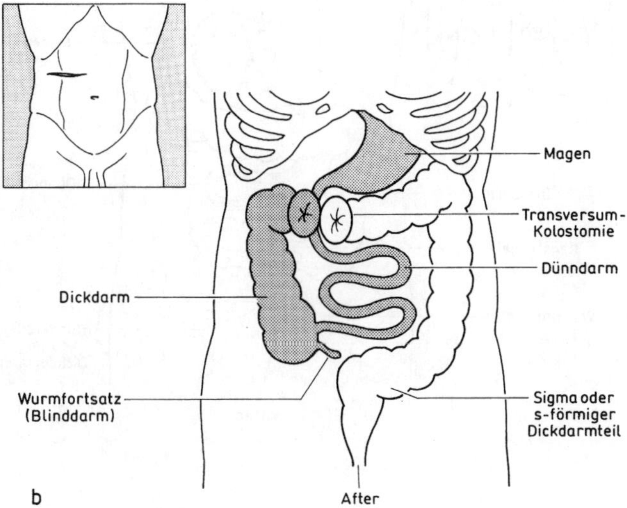


*Abbildung 6:* Lokalisation der Colostomata und des Ileostoma

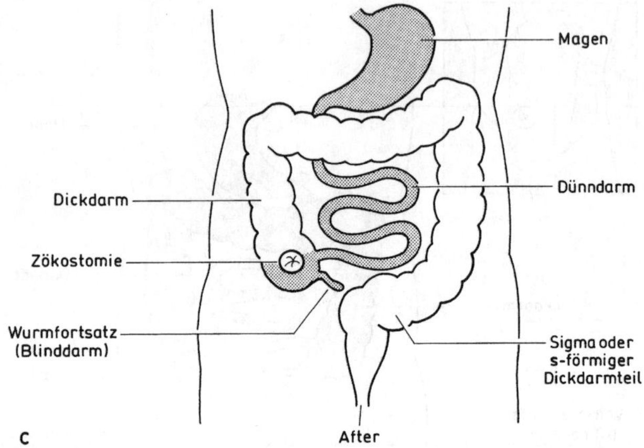


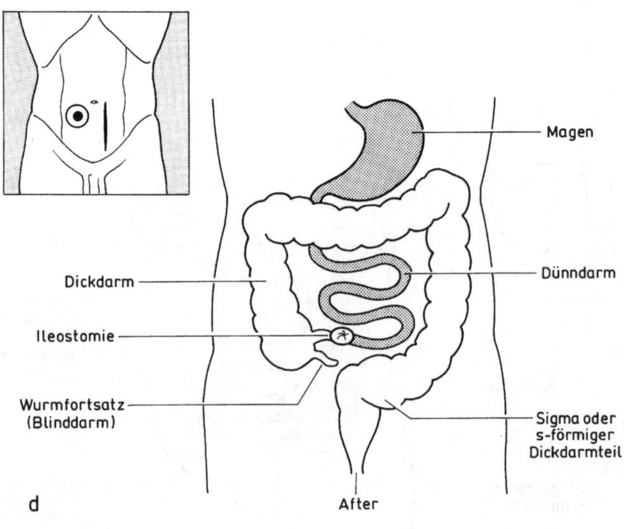


*Abbildung 6:* Fortsetzung

fig noch intakt ist, jedoch geschont werden soll. Eine Rückverlagerung des Stomas, d. h. Wiederherstellung der Kontinenz, ist dann möglich.
Die Ausscheidung aus dem Transversumstoma, besonders jedoch aus dem im oberen Dickdarmabschnitt gelegenen Zökumstoma, ist meist recht dünnflüssig. Dies ist bei der Beutelversorgung zu berücksichtigen.

## 4. *Wieviel Menschen mit künstlichem Darmausgang gibt es in Deutschland?*

Man schätzt die Zahl der Menschen mit künstlichem Darmausgang in der Bundesrepublik Deutschland (mit Neuen Bundesländern) auf etwa 100.000 bis 120.000 (Stand 1996).
Die Mehrzahl sind ehemalige Krebspatienten. Bei einigen wurde der künstliche Darmausgang wegen einer chronischen Darmerkrankung oder auch prophylaktisch wegen Polypen angelegt.

## 5. *Worin unterscheidet sich das Stoma bei einer Ileostomie von dem einer Colostomie?*

Zum einen ist die häufigste Lokalisation des Ileostomas der rechte Unterbauch, wohingegen die meisten Colostomata im linken Unterbauch plaziert sind. Die Ausscheidungen aus dem Ileostoma erfolgen mehr oder weniger ständig. Sie sind dünnflüssig und mit aggressiven Verdauungsfermenten durchmischt, weshalb eine gute Abdichtung und ein optimaler Hautschutz von noch größerer Bedeutung sind als beim Colostoma. Beim Colostoma ist der Stuhlgang im allgemeinen konsistent.
Das Ileostoma muß, im Gegensatz zum Colostoma, weit über dem Hautniveau angelegt werden, da der Stuhl die Haut sonst sehr stark angreift. Mit der prominenten Ileostomaanlage wird erreicht, daß

der Stuhl direkt in den Beutel fließt, ohne mit der Haut in Berührung zu kommen. Beim Colostoma ist der Darmausgang weniger prominent. Die Beutelversorgung ist beim Ileostomaträger grundsätzlich eine andere als beim Colostomaträger.

## 6. *Ist bei einem doppelläufigen Stoma eine spezielle Versorgung notwendig?*

Beim doppelläufigen Stoma wird der nachfolgende Darmabschnitt mehr oder weniger ausgeschaltet, meist aber nicht entfernt. Der stillgelegte Darmabschnitt arbeitet weiter und sondert Schleim und manchmal auch Blut ab. Diese können sich im stillgelegten Dickdarm und Enddarm ansammeln oder auf natürlichem Wege über den After oder über das Stoma ausgeschieden werden.
Für die Versorgung des künstlichen Darmausgangs ist es relativ unbedeutend, ob dieser als einläufiges oder als doppelläufiges Stoma angelegt wurde. Lediglich die Lochgröße der Versorgung ist beim doppelläufigen Stoma größer. Manche Firmen bieten spezielle Versorgungssysteme für doppelläufige Stomata an.

## 7. *Tritt eine Gewöhnung des Darms an den neu angelegten künstlichen Darmausgang ein?*

Nach einer mehr oder weniger langen Anpassungszeit kommt es zu einer gewissen Kompensation. Die noch vorhandenen Darmabschnitte übernehmen einige zusätzliche Funktionen des fehlenden Darms. So ist der Stuhl sowohl beim Ileostoma als auch beim Colostoma anfangs dünnflüssig, wird jedoch nach einer Anpassungszeit breiig. Beim Colostomaträger wird er meist wieder so fest wie vor der Operation. Ja, wer vor der Operation unter Verstopfung litt, tut dies langfristig auch nach der Operation. Bei der Ileostomie wird

der Stuhl allerdings niemals wieder fest werden. Im Idealfall wird er lediglich breiig.
Der Ileostomaträger benötigt lebenslang Ausstreifbeutel, wohingegen beim Colostomaträger ein Ausstreifbeutel nur in den ersten Wochen notwendig ist. Später, wenn der Stuhl nicht mehr dünnflüssig ist, bekommt er einen geschlossenen Beutel.

## 8. *Welche Bedeutung hat die Lokalisation des Stomas für die Konsistenz des Stuhls?*

Je näher das Stoma beim ursprünglichen After lokalisiert ist, desto fester ist der Stuhl. Je höher, desto dünner und flüssiger ist der Stuhl.
Beim Ileostoma enthält der flüssige Stuhl häufig noch Verdauungsfermente, die die Haut in der Umgebung des Darms angreifen. Um dies zu verhindern, wird vom Operateur das Ileostoma in Form eines die Hautoberfläche um etwa 20 bis 25 mm überragenden Nippels oder Pilzes angelegt (Prolaps). Dadurch fließt die Darmausscheidung mit Sicherheit in den Auffangbeutel.

## 9. *Kann der Ileostomaträger eigentlich auch eine Irrigation durchführen, also eine kontrollierte Stuhlentleerung ermöglichen?*

Eine Darmspülung (Irrigation) ist bei Ileostomaträgern aus den verschiedensten Gründen nicht möglich.
Es kann bei ihnen jedoch durch eine erneute Operation ein ileoanaler Pouch (Kocksche Tasche bzw. Kocksches Reservoir) angelegt werden (siehe Kapitel 2).

# 4 *Welche Störungen können am künstlichen Darmausgang auftreten?*

Fragen allgemeiner und spezieller Natur zu Störungen am und um das Stoma

## 1. *Bei mir ist das Stoma so eng geworden, daß ich nur mit Mühe den Finger in die künstliche Darmöffnung einführen kann.*

Eine Verkleinerung des Stomas um ca. 40 %, d. h. um ein bis zwei Zentimeter, ist im ersten Halbjahr nach der Operation als normal zu bezeichnen. Wenn sich jedoch ein kleiner Finger nicht mehr in das Stoma einführen läßt, so sollte sofort ein Arzt aufgesucht werden. Manchmal reicht eine Erweiterung mit einem Bougie (Bougierung) aus. Sie kann vom Arzt ambulant vorgenommen werden. Wenn Schmerzen bei der Stuhlentleerung auftreten oder es nicht zu einer Stuhlentleerung kommt, ist eine operative Korrektur häufig unabdingbar. Die Verengung des Stomas kann bei fehlender Behandlung im Extremfall zu einem Darmverschluß führen. Der Korrektureingriff ist in der Regel nicht aufwendig. Meist kann er ambulant unter örtlicher Betäubung durchgeführt werden. Liegt allerdings gleichzeitig eine Retraktion vor (Zurückziehen der Stomaanlage), so ist der operative Eingriff stationär vorzunehmen.
Ursächlich verantwortlich für die Enge können Einheilungsstörungen sein, aber auch eine fehlerhafte Beutelversorgung durch zu

weite Beutelöffnungen, so daß sich im Bereich der freiliegenden Haut eine schrumpelige Hautentzündung mit Verengung des Stomas entwickelt. Nicht selten liegt es an einer falschen Versorgung durch den Patienten selber, z. B. zu häufiges und falsches Wechseln der Versorgung. Sehr viel seltener ist eine Wiedererkrankung der Grund für die Enge.

## 2. *Bei mir ist das Stoma immer enger geworden und hat sich unter das Bauchhautniveau zurückgezogen.*

Wenn das Stoma sich kraterförmig in die Haut einzieht, so spricht man von einer Retraktion. Eine derartige Retraktion ist häufig mit einer Enge des Stomas verbunden. Die meisten Retraktionen sind dadurch bedingt, daß der Darm unter Spannung ausgeleitet wurde und sich mit der Zeit ganz zurückzieht. Gelegentlich kann aber auch eine schrumpfende Entzündung dazu führen. Sie kann als Folge einer zu großen Beutelöffnung auftreten. Ursächlich kommen manchmal auch übermäßige Gewichtszunahme, Vernarbung sowie Hautverletzungen oder Infektionen in Frage.

Die Versorgung derartiger Stomata ist besonders schwierig, weil es nahezu unvermeidbar ist, daß die Bauchhaut mit den Ausscheidungen in Berührung kommt. Ein zuverlässiger Hautschutz im Bereich der Retraktion ist häufig nicht mehr möglich, so daß sich ständig Entzündungen einstellen.

Für die Beutelversorgung derartig tiefliegender Stomata gibt es spezielle trichterförmige, konvex nach innen gewölbte Versorgungen, die sich auf ganz individuelle Weise der Stomaumgebung anschmiegen. Wichtig ist, daß Sie immer wiederkehrende Hautentzündungen vermeiden (Abbildung 7).

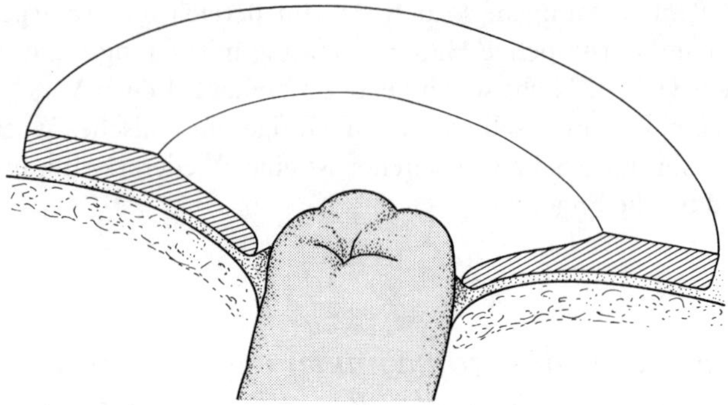

*Abbildung 7:* Konvexe (nach außen gewölbte) Basisplatte auf retrahiertem Stoma. Die Konvexität (Wölbung nach außen) optimiert die Anpassung und verhindert ein bewegungsbedingtes Ablösen des Hautschutzes. Sie schützt damit vor der Unterwanderung durch Ausscheidungen und erhöht die Sicherheit sowie den Tragekomfort. Gleichzeitig wird einer Geruchsbelästigung vorgebeugt. Somit ist eine überzeugende Lösung auch bei Problemfällen gegeben.

## 3. *Bei mir hat sich die Farbe der Stomaschleimhaut verändert. Sie ist gelegentlich bläulich bis dunkel verfärbt.*

Wahrscheinlich ist die Durchblutung herabgesetzt. Eine zu eng anliegende Versorgung, eine zu starke Gewichtszunahme, aber auch ein unbehandelter Diabetes mellitus können zu einer gestörten Durchblutung führen.
Falls Farbveränderungen an der Stomaschleimhaut auftreten, sollte man umgehend medizinischen Rat einholen.

## 4. *Was ist ein Darmvorfall (Prolaps)? Was ist bei einem Prolaps zu tun?*

Normalerweise sollte bei einer Colostomie das Darmende nur ein wenig, bei einer Ileostomie etwa 2 bis 3 cm über die Bauchwand vorstehen. Bei einem Vorfall (Prolaps) (Abbildung 8) schiebt sich der Darm durch das Stoma nach außen. Dies ist besonders auffällig beim Stehen. Beim Darmvorfall kann sich der Darm so weit nach außen schieben, daß die freiliegende Schleimhaut nun empfindlicher wird und häufiger zu Blutungen neigt. Blutende Schleimhautveränderungen, wie z. B. Pseudopolypen oder Geschwüre, können sich bilden. Diese sollten immer von einem Arzt untersucht werden.
Manchmal läßt sich der Prolaps mit dem Finger wieder unter die Bauchhaut zurückschieben. In der Regel stülpt er sich dann jedoch bald wieder vor. Bei kleineren prolabierenden Darmabschnitten können Bandagen und Prolapskappen sinnvoll sein. Größere Prolapse sind hingegen immer operativ zu beseitigen. Entwickelt sich der Darmvorfall über mehr als 5 cm, so ist eine operative Korrektur ratsam.

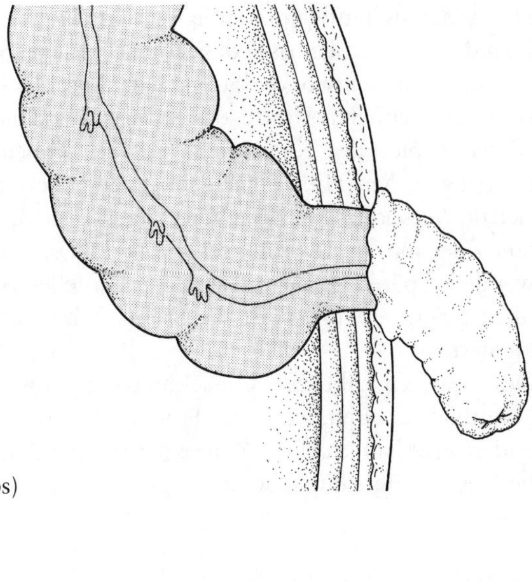

*Abbildung 8:*
Darmvorfall (Prolaps)

Der Eingriff ist wenig belastend; er läßt sich meist ambulant und in Lokalnarkose durchführen.
Ein Prolaps erschwert die Beutelversorgung und bewirkt eine Undichtigkeit. Eine Irrigation ist sehr erschwert, ja häufig unmöglich.
Bei einem Prolaps muß die Versorgung im Liegen angebracht werden. Vorher wird der vorgefallene Darm mit der flachen Hand zurückgeschoben. Dies tut nicht weh und ist auch nicht gefährlich. Nach der Beutelversorgung wird über das Stoma eine Prolapskappe gelegt und mit einem Gürtel befestigt. Die Prolapskappe besteht aus festem Plastikmaterial. Sie ermöglicht ein ungehindertes Eintreten des Stuhls in den Beutel.
Bei zweiteiligen Systemen ist ein freistehender Rastring ratsam, da er einen zusätzlichen Druck im parastomalen Bereich vermindert.

## 5. *Mein Stoma ist nicht kreisrund und paßt an keine der angebotenen Beutelöffnungen.*

Wenige Stomata sind kreisrund, weswegen das Ausschneiden des Hautschutzes häufig notwendig ist. Mittels eines Folienstiftes sollte man die genauen Umrisse des Stomas auf eine Schablone übertragen, die man dicht vor das Stoma hält. Anschließend kann man den so aufgezeichneten Umriß des Stomas ausschneiden und auf das Abdeckpapier der Klebefläche des zu schneidenden Produktes übertragen. Mit Hilfe einer gebogenen Schere (Nagelschere) läßt sich die Versorgung nun paßgerecht ausschneiden. Die ausgeschnittene oder markierte Stomaschablone läßt sich immer wieder verwenden. Spätere Kontrollen und eventuelles Nachpassen dürfen nicht versäumt werden, da das Stoma sich im ersten Halbjahr verkleinert.
Des weiteren gibt es Hautschutzpasten zum Ausgleichen von Hautunebenheiten, wenn das Stoma z. B. in einer Narbe liegt oder andere Probleme vorliegen, die ein korrektes Aufkleben des Stomabeutels unmöglich machen.

## 6. *Bei mir sind auf der Stomaschleimhaut viele kleine, warzenförmige polypöse Neubildungen entstanden. Sie bluten leicht. Was kann ich tun?*

Diese Pseudopolypen sind durch einen mechanischen Reizzustand der Darmschleimhaut bedingt. Vorzugsweise findet man sie daher auch im Bereich vorfallender Schleimhautanteile (Prolaps) oder in den mechanisch stärker beeinträchtigten Hauträndern.
Sie sind im allgemeinen harmlos. Durch Ätzungen (z. B. Silbernitrat) lassen sie sich mühelos beseitigen. Die Ursache muß immer ein Arzt feststellen.

## 7. *Bei mir blutet häufig die Stomaschleimhaut. Warum?*

Die Schleimhaut des Stomas ist empfindlicher als die Bauchhaut und reagiert auf jeden mechanischen Reiz. Sie ist nämlich besonders gut durchblutet. Durch Berühren oder Reiben, aber auch durch zu harten Stuhl, kann es leicht zu Blutungen kommen, die aber nicht besorgniserregend sind. Häufig sind es nur kleine punktförmige Blutungen auf der Oberfläche des Stomas. Durch Druck mit Eisenchloridwatten gelingt es meist, die Blutung zu stillen.
Treten jedoch stärkere Blutungen auf, vor allem wenn sie aus dem Inneren des Stomas kommen, so sollten Sie sich an Ihren Arzt wenden. Blutungen aus dem Darm können verschiedene Ursachen haben und sind immer ernst zu nehmen.

## 8. *Bei mir ist die Haut um das Stoma herum häufig gerötet und gelegentlich auch entzündet. Gelegentlich habe ich dort auch einen besonders unangenehmen Juckreiz.*

Häufig liegt eine Hautreizung vor. Nicht selten ist sie durch eine zu große Stomaöffnung des Beutels bedingt. Denken Sie daran, daß das Stoma erfahrungsgemäß in den Monaten nach der Operation kleiner wird und die Größe der Stomaprodukte angepaßt werden muß.

Hautentzündungen können auch durch aggressive Klebematerialien entstehen. Sinnvoll ist daher eine prophylaktische Versorgung mit integriertem Hautschutz. Auch eine zu lange Tragezeit führt dazu, daß der Hautschutz abgenutzt wird.

Wichtig ist, daß Sie das Stoma und die Bauchhaut bei jedem Beutelwechsel gründlich säubern. Die Haut muß sauber – ohne Rückstände von Reinigungs- oder Pflegemitteln – und trocken sein, wenn Sie die Basisplatte anlegen. Wenn Sie kleben, lösen Sie die Klebeflächen vorsichtig von der Haut. Setzen Sie die Haut beim Beutelwechsel einige Zeit der Luft aus.

Die Haut läßt sich am besten mit lauwarmem Wasser reinigen. Eventuelle Adhäsiv- und Pflasterrückstände lassen sich hiermit auch am besten beseitigen. Viele Lösungsmittel enthalten Isopropyl-Alkohol und strapazieren die empfindliche Haut unnötig. Manche Lösungsmittel und Reinigungsemulsionen enthalten allergisierende Substanzen, die ebenfalls unangenehme Entzündungen hervorrufen können. Versuchen Sie keinesfalls, verbleibende Kleberückstände auf der Haut durch starkes Rubbeln oder Reiben zu beseitigen. Handelt es sich um kleine, vereinzelte Rückstände, so sind diese beim Aufbringen der nächsten Versorgung keinesfalls hinderlich. Sie lösen sich möglicherweise beim nächsten Versorgungswechsel ab.

Unangenehme Hautentzündungen, die gelegentlich auch jucken können, sind nicht selten auch medikamenten- oder ernährungsbedingt. Besonders stark säurehaltige Speisen (z. B. Zitrusfrüchte

oder Mixed Pickles) können Entzündungen im Stomabereich provozieren.
Gelegentlich liegt auch eine Hautunverträglichkeit des Beutelsystems bzw. der Basisplatte vor. Abhilfe kann schon allein durch einen Produktwechsel, unter Umständen sogar derselben Firma, erreicht werden. Bei Colostomaträgern, die die Irrigation durchführen, sind solche Probleme wesentlich seltener.

## 9. *Ich leide unter einer Pilzinfektion.*

Pilzinfektionen sind häufig die Folge einer falschen Reinigung der Haut oder einer mangelnden Stomahygiene. Die Stomaumgebung sollte auf keinen Fall mit Waschlappen oder Schwämmen gereinigt werden, die wiederholt benutzt werden. Am besten ist der Gebrauch von Einmalkompressen zur Reinigung.
Besonders gefährdet sind Diabetes-Patienten und Stomaträger, die lange Antibiotika erhalten haben. Bei ihnen muß notfalls ein wässeriges Antipilzmittel eingesetzt werden, das auf die Haut aufgetupft wird. Salben oder Puder können die Haftung der Versorgung beeinträchtigen und sind daher nicht zu empfehlen. Verwenden Sie während der Pilzerkrankung eine Stomaversorgung mit durchgehendem Hautschutz ohne Klebefläche!

## 10. *Durch Hautunebenheiten und/oder Vernarbungen in der Stomaregion läßt sich der Beutel bei mir nur schwer geruchsdicht und sicher anbringen. Was raten Sie mir?*

Wenn Falten, Hautunebenheiten und Narben das Stoma umgeben und dadurch keine sichere Haftung der Beutelversorgung möglich ist, empfiehlt sich die Anwendung von flexiblen Hautschutzplat-

ten. Moderne Beutel mit integriertem weichen Hautschutz gleichen nicht zu tiefe Falten und Narben problemlos aus. Leichte Hautunebenheiten können zusätzlich durch Hautschutzpasten ausgeglichen werden.
Vorteilhaft ist auch, daß diese Pasten mit dem Hautschutzmaterial eine Verbindung eingehen.
Bei unter dem Hautniveau zurückgezogenen Stomata sollten Sie einen Gürtel und eine konvexe (gewölbte) Versorgung bevorzugen!

## 11. *Warum kommt es bei mir häufig zu einer Haarbalgentzündung um das Stoma herum?*

Die Rasur ist ein wichtiger Punkt in der Stomaversorgung. Haare auf der Bauchhaut um das Stoma herum müssen unbedingt entfernt werden. Hierfür sollten Sie auf keinen Fall Enthaarungscremes benutzen, sondern einen Einmalrasierer oder einen Elektrorasierer. Einzelne, dicht am Stoma liegende lange Haare schneiden Sie am besten mit einer kleinen abgerundeten Schere oder einem Einmalrasierer ab. Ansonsten besteht die Gefahr einer Follikulitis, d. h. einer Entzündung der Haarwurzeln. Als Krankheitszeichen weist die Follikulitis punktförmige Pusteln und Rötungen auf. Auch hält die Klebefläche schlecht auf einer behaarten Haut. Bei einer Follikulitis sollten Sie eine Versorgung mit großflächigem Hautschutz verwenden.

## 12. *Was ist eine parastomale Hernie (Bruch)? Was kann ich zur Vorbeugung tun?*

Hiermit bezeichnet man einen Bruch im Stomabereich (Abbildung 9). Er ist die häufigste Spätkomplikation. Erkennbar ist er an einer Vorwölbung der Bauchdecke neben dem Stoma. Er entsteht dadurch, daß sich Darmschlingen durch die Muskellücken an der

Bauchdecke abzeichnen. Die Ausleitung des Darms durch die Bauchdecke schafft nämlich eine künstliche Lücke im Muskelgefüge.
Der Bauchinnendruck, der beim Pressen oder Heben, bei schwerer körperlicher Arbeit oder z. B. bei Sport gesteigert wird, kann zu einer Vergrößerung dieser Muskellücke führen.
Werden Vorsichtsmaßnahmen nicht genügend beachtet, so können sich aus harmlosen Anfängen schließlich kindskopfgroße Brüche entwickeln, deren Behandlung außerordentlich schwierig wird und die die Stomaversorgung erschweren. Die Irrigation wird bei einem derartigen Bruch unmöglich.
Wichtigste Vorbeugemaßnahme ist, daß Sie alles meiden, was die Bauchdecke stärker belastet (z. B. Heben und Tragen schwerer Lasten, Rudern oder Geräteturnen) und was die Kraft der Bauchdecken mindert (z. B. Übergewicht oder ruckartige Belastungen). Das Tragen einer Leibbinde, speziell für Stomaträger angefertigt, ist bei besonders Gefährdeten sinnvoll. Lassen Sie sich derartige Leibbinden nur in besonders spezialisierten Orthopädiegeschäften mit

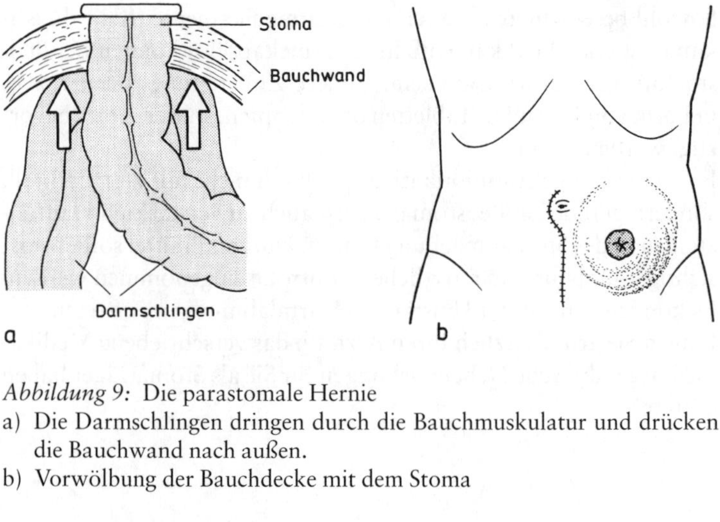


*Abbildung 9:* Die parastomale Hernie
a) Die Darmschlingen dringen durch die Bauchmuskulatur und drücken die Bauchwand nach außen.
b) Vorwölbung der Bauchdecke mit dem Stoma

Stomaabteilung anpassen und anfertigen. Durch zu schmale Leibbinden kann möglicherweise das Gegenteil bewirkt werden. In die Leibbinde wird vom Bandagisten eine Öffnung für den Stomabeutel eingearbeitet. Bei zweiteiligen Stomaversorgungen vermindern Sie den Druck in der Stomaumgebung durch einen freistehenden Rastring.

## 13. *Ich habe gelegentlich beobachtet, daß sich unvollständig aufgelöste Tabletten im Beutel befanden. Ergeben sich durch den verkürzten Darm eigentlich Besonderheiten in der Medikamentenwirkung?*

Dies kann bei Ileostomaträgern, wesentlich seltener bei Colostomaträgern, tatsächlich der Fall sein. Je mehr vom Dünndarm entfernt wurde, desto größer ist das Risiko! Bei Verlust des Magens, bei fehlender Magensäure oder bei Durchfall ist das Risiko besonders groß.
Sowohl beschichtete als auch Langzeitmedikamente (Retardmedikamente oder Medikamente in Gelatinekapseln) können bei Ileostomaträgern unwirksam sein. Andere Zubereitungsformen, z. B. in Form von Granulat, Tabletten oder Tropfen, sollten daher bevorzugt werden.
Eine langfristige Antibiotikatherapie kann nicht nur zu Durchfall, sondern gerade bei Ileostomaträgern auch zu verstärkten Hautreizungen in der Stomaumgebung führen. Durchfallmittel sollten vorsichtiger und nur unter ärztlicher Kontrolle eingenommen werden. Es können sonst unter Umständen Darmlähmungen auftreten.
Fragen Sie grundsätzlich Ihren Arzt, ob das verschriebene Medikament irgendwelche Nebenwirkungen für Sie als Stomaträger haben könnte.

## *14. Wie kündigt sich eine »Stomablockade« an?*

Man spricht von einer Stomablockade, wenn der Stuhl die Stomaöffnung nicht mehr passieren kann. Eine Blockade tritt häufiger bei Ileostoma- als bei Colostomaträgern auf. Im allgemeinen wird die Blockade durch unverdaute faserhaltige Nahrungsbestandteile, sehr viel seltener durch Tumoren oder Verwachsungen, verursacht. Manchmal ist auch eine zu enge Stomaöffnung der Grund.

Erste Anzeichen für eine Stomablockade können bei fehlendem Stuhlgang krampfartige Bauchschmerzen, Blähungen und Erbrechen sein. Sie sollten dann den Arzt unverzüglich aufsuchen!

## *15. Wie säubere ich am besten das Stoma?*

Die »Grobreinigung« kann man mit Toilettenpapier vornehmen. Reinigen Sie die Haut mit einer milden Seife (Waschlotion), am besten unter Zuhilfenahme von Einmalmaterialien (Einmalwaschlappen, Kompressen oder reißfestes Hygienepapier). Reinigen Sie die Haut mit Einmalkompressen stets von außen nach innen hin (Abbildung 10). Achten Sie anschließend auf ein gutes Trocknen der Haut.

Die meisten der von der Industrie angebotenen Reinigungsmittel sind überflüssig, ja manche sogar hautschädlich. So ist die Beigabe von Alkohol oder Benzoetinkturen eher langfristig abzulehnen, da sie die Haut empfindlicher machen.

## 16. *Mit welchen anderen langfristigen Spätstörungen müssen Ileostomaträger nach Entfernung des Dünndarms rechnen?*

Bei Ileostomaträgern wird niemals der gesamte, sondern nur ein kleiner Teil des letzten Dünndarmteils entfernt. Abgesehen von dem Risiko einer Vitamin B 12-Minderaufnahme bei einigen Patienten ist bei den meisten Ileostomaträgern mit keinen anderen Mangelstörungen zu rechnen.

Wegen der möglichen Störungen im Cholesterinhaushalt und einer Cholesterinübersättigung der Galle besteht ein erhöhtes Risiko von Gallensteinen. Außerdem droht bei einigen Patienten ein Gallensäureverlustsyndrom.

Einige Kliniker beobachten eine Häufung von Nierensteinen bei Ileostomaträgern. Die Ursache hierfür könnten die großen Flüssigkeitsverluste mit nachfolgender Konzentration des Urins sein. Um dieses Risiko zu vermindern, sollten Ileostomaträger genügend

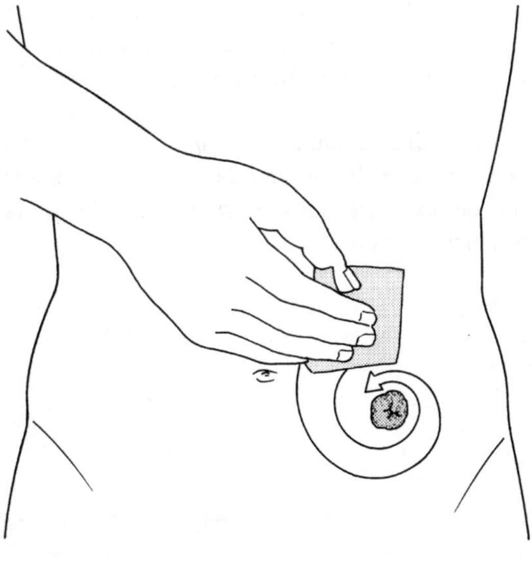

*Abbildung 10:* Reinigung der das Stoma umgebenden Haut

Flüssigkeit zu sich nehmen. Völlig falsch wäre es, hohe Flüssigkeitsverluste über das Ileostoma durch Einschränkungen der Flüssigkeitszufuhr beheben zu wollen. Kontrollieren Sie von Zeit zu Zeit Ihre Harnausscheidungsmenge über 24 Stunden. Sie sollte ca. 1,5 Liter betragen!

## 17. *Mit welchen Störungen müssen Pouch-Träger rechnen?*

Um trotz der Entfernung des Dick- und Enddarms einen künstlichen Darmausgang zu vermeiden, also einen natürlichen Stuhlgang zu ermöglichen, hat man im letzten Jahrzehnt vermehrt eine »kontinenzerhaltende Proktokolektomie mit ileoanalem Pouch« durchgeführt. Der Dünndarm wird hierbei zu einem Reservoir als Dickdarm umgewandelt und direkt an den After angeschlossen.
Etwa die Hälfte aller Pouch-Träger gibt Beschwerden an. Die »Pouchitis« (akute bakterielle Entzündung der Darmwand) wird am häufigsten genannt. Sie macht eine Antibiotika-Therapie erforderlich. Viele Pouch-Träger klagen über eine häufige Stuhlentleerung und über Schmerzen. Auch Blutungen aus dem Pouch, umschriebene Stenosierungen, ja sogar ein Darmverschluß, sind nicht selten.
Blasenentleerungsstörungen und Beeinträchtigungen der Sexualfunktion können vorkommen.
Bei nicht wenigen Patienten muß die Pouch-Anlage in ein definitives Ileostoma umgewandelt werden.
Einige der genannten Störungen sind auf die mangelnden Erfahrungen der Operateure zurückzuführen. Deshalb sollte die Proktokolektomie mit ileonalem Pouch nur in ganz speziellen Zentren vorgenommen werden.

# 5 *Welche Störungen können nach der Strahlentherapie auftreten?*

## Fragen zu möglichen Folgestörungen während und nach der Strahlentherapie

### 1. *Welche Nebenwirkungen können im Zusammenhang mit der Bestrahlung auftreten?*

Bei sorgfältiger – im Idealfall sogar computergestützter – Strahlenplanung und bei Benutzung moderner Strahlengeräte lassen sich Nebenwirkungen und Komplikationen in engen Grenzen halten. Moderne Bestrahlungsgeräte verfügen über eine Vielzahl von »Sicherungen«. So gibt das Gerät die Bestrahlung nur dann frei, wenn sämtliche Einzelheiten (z. B. Größe des Feldes, Winkel, Bestrahlungszeiten) genau mit den geplanten und im Computer gespeicherten Daten übereinstimmen. Bereits bei kleinsten Abweichungen »verweigert« das Gerät die Bestrahlung. Somit ist es mit den modernen Geräten nahezu unmöglich, versehentlich falsch zu bestrahlen.
Manche Patienten merken von der Bestrahlung gar nichts, andere lasten der Bestrahlung unberechtigterweise die Schuld für allgemeine Befindlichkeitsstörungen an.
Gelegentlich tritt Durchfall auf, der noch einige Wochen bis Monate nach Abschluß der Bestrahlung anhalten kann. Er ist jedoch – ebenso wie gelegentliche Harnblasenentzündungen – fast ausnahmslos vorübergehender Natur. Ursache ist vorwiegend eine

Reizung der Schleimhaut des Dünndarms und weniger des Dickdarms. Besondere Therapien sind selten notwendig.
Hautreaktionen während der Strahlenbehandlung sind möglich; nur selten entstehen Hautschäden oder gar Strahlengeschwüre. Die Haut bleibt aber noch lange empfindlich. Besprechen Sie mit Ihrem Arzt, ob Sie während der Bestrahlung Sitzbäder durchführen dürfen. Im allgemeinen ist das erst einige Zeit nach der Bestrahlung möglich.
Aus der Rötung der Haut kann sich später, meist erst nach Abschluß der Bestrahlung, eine oft mit trockener Abschilferung einhergehende intensive Rötung entwickeln. Sie bleibt mehrere Wochen bestehen, bis die alte Oberhaut abgestoßen ist und sich eine neue gebildet hat. Manchmal verläuft diese Abstoßung rascher, so daß die Haut stellenweise wund wird. In diesem Fall sollte man sie sauber mit etwas reizloser Salbe (z. B. Panthenol) verbinden oder mit Babypuder verdecken.
Häufig kommt es zu unspezifischen Befindlichkeitsstörungen, wie Müdigkeit, Unlust, aber auch Kopfschmerzen und Übelkeit. Diesen Zustand nennen die Ärzte in ihrem Fachjargon »Strahlenkater«. Er wird durch strahlenbedingte Abbauprodukte der Haut und Gewebereste des Tumors verursacht. Die Strahlentherapeuten empfehlen bei einem »Strahlenkater« mit der für ihn typischen unterschwelligen Übelkeit gerne die Einnahme von Vitaminen, insbesondere Vitamin A, Vitamine der B-Gruppe und Vitamin C; manche Ärzte empfehlen einen Kognak oder Paspertin -Tropfen.
Auch kann die Bildung der roten und weißen Blutzellen zeitweise unterdrückt werden, woraus eine geringere körperliche Belastungsfähigkeit und eine systemische Infektanfälligkeit resultieren können.
Wird die Blutbildung zu stark beeinträchtigt, dann muß die Strahlenbehandlung für einige Zeit unterbrochen oder sogar beendet werden.

## 2. *Bei mir soll nach der Operation eine Sicherheitsbestrahlung durchgeführt werden. Welche Vorsichtsmaßnahmen muß ich in dieser Zeit beachten?*

Während und bis ca. 6 Wochen nach der Therapie müssen mechanische, physikalische und chemische Reize auf die bestrahlte Haut unterbleiben. Dies bedeutet:

- Die bestrahlten Hautbezirke müssen trocken gehalten und dürfen nicht gewaschen werden, denn Feuchtigkeit verstärkt die Strahleneinwirkung in den Hautzellen.
- Da Unreinheiten auch zu Reaktionen führen, sollte eine behutsame Reinigung mit Kinderöl erfolgen (vor allem in der Leistengegend und im Genitalbereich).
- Auf die bestrahlten Hautpartien muß mehrmals (drei- bis viermal) täglich Azulon -Kamillen-Puder aufgetragen werden. Dies bewirkt eine gute Kühlung und die Fähigkeit zur Feuchtigkeitsbindung.
- Die Haut darf nicht gebürstet, gekratzt oder massiert werden.
- Es dürfen keine scheuernden Kleidungsstücke getragen werden, sondern nur hautfreundliche Baumwollkleidung.
- Hitze- und Kälteanwendung muß gemieden werden (Fön! Eisbeutel!).
- Es dürfen keine entfettenden und reizenden Flüssigkeiten verwendet werden, da diese den Säureschutzmantel der Haut zusätzlich zerstören (Alkohol, Benzin, Parfüm, Deodorant).
- Auf die bestrahlten Hautbezirke dürfen keine Pflaster geklebt werden.

## 3. *Sind bei der Stomaversorgung während der Strahlentherapie Besonderheiten zu beachten?*

Während der Strahlentherapie muß mit Durchfall gerechnet werden. Bei Durchfällen sollte die Versorgung auf Ausstreifbeutel umgestellt werden. Patienten, die irrigieren, müssen *während der Bestrahlungszeit* auf ein anderes geeignetes Versorgungssystem umstellen. Erst wenn die normale Darmfunktion eingetreten ist und sonst keine Probleme von seiten des Darms bestehen, darf wieder irrigiert werden.

## 4. *Warum darf oder soll ein bestrahlter Patient nicht irrigieren?*

Ich weiß nicht, woher diese falsche Auffassung stammt. Natürlich können Sie – vorausgesetzt die Bestrahlung ist abgeschlossen und die normale Darmfunktion ist eingetreten – durchaus irrigieren. Das Verbot gilt nur während der Bestrahlung, da möglicherweise Durchfall in Folge der empfindlicheren Darmschleimhaut auftreten kann.

## 5. *Schwächt die Strahlentherapie die Immunabwehr?*

Zweifellos stellen die in der Nähe des Mastdarms mitbestrahlten Regionen (z. B. das Knochenmark) eine wichtige Quelle der Blutbildung und der Immunabwehrzellen dar. Sie werden durch die Bestrahlung in Mitleidenschaft gezogen. Ob durch die Bestrahlung tatsächlich eine langfristige nennenswerte Schwächung der Körperabwehr eintritt, ist nicht gesichert. Wissenschaftlich anerkannte Hinweise gibt es hierfür jedenfalls nicht.

# 6 *Welche Probleme können an der hinteren Operationsnarbe (ehemaliger After) und im urologischen Bereich auftreten?*

Fragen zu Komplikationen an der Narbe sowie an den Harn- und Geschlechtsorganen

1. *Ich meine manchmal, Schmerzen am After zu verspüren. Auch spüre ich einen ständigen Druck auf den Schließmuskel, obwohl dieser ja mit dem Enddarm entfernt wurde. Wie sind die Schmerzen zu erklären?*

Es handelt sich um typische Phantomschmerzen, über die viele Patienten in den ersten Monaten nach der Operation klagen. Erfahrungsgemäß tritt bald eine Gewöhnung an den neuen Zustand ein, d. h., das Gehirn verarbeitet den neuen Zustand. Sie registrieren dann diesen »Druck« nicht mehr.
Treten diese Symptome erst später auf, d. h. nach längerer Beschwerdefreiheit, so empfiehlt es sich, den Arzt aufzusuchen. Andere Ursachen, so z. B. eine Wiedererkrankung, können in Frage kommen.

## 2. *Wie lange dauert es etwa, bis die Wunde am hinteren Steißbein verschlossen und beschwerdefrei ist?*

Bei den meisten Patienten ist die Wunde nach spätestens 3 Monaten so vernarbt, daß sie – abgesehen von gelegentlichem Mißempfinden – hierdurch nicht behindert sind. Verschmutzt die Wunde allerdings oder entzündet sie sich sogar, so kann es wesentlich länger dauern. Manchmal wird die Wunde bei der Operation absichtlich nicht verschlossen. Dies geschieht, damit das Wundsekret frei abfließen kann. In diesem Fall sind Sitzbäder und trockene Verbände bzw. Vorlagen sehr nützlich. Kamillensitzbäder bewirken bei nässenden Wunden eine Linderung.
Unangenehm sind Fisteln, die unter Umständen einer anderen Behandlung bedürfen. Sie müssen dann möglicherweise einen Chirurgen oder Proktologen – wie die Enddarmspezialisten genannt werden – aufsuchen. Im allgemeinen heilen die Fisteln bei regelmäßiger Spülung ab.

## 3. *Ich habe eine Steißbeinfistel, die nicht zuheilen will. Was soll ich machen?*

Wichtig ist zu wissen, wohin die Fistel führt. Wenn sie in die ehemalige Wundhöhle führt, so kann sie durch Spülungen und regelmäßige Kamillensitzbäder abheilen. Die Richtung und die Länge einer Fistel lassen sich röntgenologisch gut darstellen.

## 4. *Die hintere Wunde sondert noch Sekret ab. Ist das normal?*

Während der ersten Wochen nach der Operation ist das häufig normal. Das Sekret muß nämlich abfließen, da die Wunde sich bei gestörtem Abfluß ansonsten infizieren und es zu einer chronischen

Entzündung kommen kann. Bildet sich ein Sekretstau, so muß der Abflußkanal (vom Arzt) geöffnet werden.
Wegen der Sekretausscheidung sollten Sie anfangs in der Unterhose eine Binde tragen, die sich z. B. mit Klebestreifen befestigen läßt.

## 5. *Ich habe Schwierigkeiten beim Sitzen und beim Laufen. Woran liegt das, und was kann ich dagegen tun?*

Viele Patienten klagen hierüber in der ersten Zeit nach der Operation. Die Beschwerden legen sich allerdings erfahrungsgemäß nach einiger Zeit. Wenn nicht, oder wenn gar derartige Beschwerden nach längerer vorheriger Beschwerdefreiheit auftreten, so muß man auch an eine Infektion, an einen Abszeß oder sogar an eine Wiedererkrankung (Rezidiv) in der ehemaligen Wundhöhle denken.
Sie können die Sitzbeschwerden durch Entlastung der Problemzonen, durch Druckverteilung auf Beckenknochen und Oberschenkel mildern. Setzen Sie sich auf einen Luftring. Solche sogenannten Post-Op-Sitzkissen werden im Bedarfsfall vom Arzt verschrieben. Manchmal hilft auch schon ein Schwimmreifen.
Durch regelmäßige Sitzbäder können Sie die hintere Gesäßnarbe geschmeidiger halten, so daß Sie weniger Schmerzen beim Laufen und beim Sitzen haben.

## 6. *Woran merke ich, daß sich die Wundhöhle entzündet hat und daß sich dort ein Abszeß befindet?*

Typische Zeichen hierfür gibt es nicht. Allzu häufig werden die Beschwerden auch überbewertet.

Schmerzen, vornehmlich beim Sitzen, hohe Körpertemperaturen, Schwellungen und Rötungen sind hochverdächtige Zeichen. Durch Blutuntersuchungen, eventuell ergänzt durch Ultraschalluntersuchungen und Computertomographie, vermag der Arzt Klarheit über die Ursache der Beschwerden zu gewinnen.

## 7. *Ich habe seit der Operation dauernd einen »dumpfen Schmerz« im Unterbauch. Insgeheim habe ich natürlich Angst, daß dies der Krebs ist, der sich im Gewebe ausbreitet.*

Im allgemeinen sind diese Schmerzen bedingt durch die »innere Wunde«. Durch die vollständige Entfernung des Mastdarms, des Afters und des umliegenden Lymphgewebes ist es nämlich zu einer großen Wundhöhle gekommen. Diese wird nun vom Dünndarm, teilweise von der Blase und vor allem durch sich bildendes Narbengewebe ausgefüllt. Bei Frauen kann es auch zu einer Verlagerung der inneren Genitalorgane kommen.
Diese »hintere Wunde« kann noch sehr lange Schmerzen und Beschwerden unterschiedlichster Intensität verursachen. Die Abklärung derartiger Verwachsungsschmerzen kann sehr schwierig sein. Manchmal hilft eine Computertomographie und/oder ein NMR.

## 8. *Bei mir kommt es seit der Operation zu unwillkürlichem Harnabgang (Harninkontinenz). Was kann die Ursache sein?*

Nach Mastdarmoperationen kommt es häufig zu einer Streßinkontinenz. Eine solche liegt bei Ihnen mit großer Wahrscheinlichkeit vor. Unter körperlicher Belastung, wie Husten, Pressen oder Tragen schwerer Lasten, kommt es zu einem unfreiwilligen Harnabgang. Diese Form einer Harninkontinenz wird daher auch Belastungs- oder Streßinkontinenz genannt. Sie läßt sich am besten durch Beckenbodengymnastik behandeln.

## *9. Worin besteht die Beckenbodengymnastik?*

Im wesentlichen führt die Beckengymnastik zu einer Stärkung der Beckenmuskulatur, also gleichzeitig des Darm- aber auch Blasenschließmuskels (Abbildung 11).
Die Technik besteht darin, daß die quergestreifte Beckenboden-Sphinkter-Muskulatur willkürlich zusammengekniffen wird, ohne die Bauchdecke anzuspannen und somit eine Druckerhöhung im Bauchraum zu verursachen. Die korrekte Durchführung des Beckenmuskeltrainings lernen Sie am besten in einer Tumornachsorgeklinik während der stationären Anschlußheilbehandlung.

## *10. Trotz Beckenbodengymnastik kommt es zu keiner Besserung der Harnkontinenz.*

Ist dies der Fall, so ist eine Dauerversorgung mit Hilfsmitteln notwendig. Weitaus die größte Bedeutung in der Inkontinenzversorgung haben noch immer die Vorlagen, von denen die Industrie sehr viele verschiedene Ausführungen anbietet. Manchmal sind auch externe harnableitende Systeme notwendig. Bei ihnen kann man auf Vorlagen verzichten. Sie erlauben eine weitgehende Mobilisierung und Integration des Patienten.
Inkontinenzhilfsmittel sind verordnungs- und erstattungsfähig. Die Industrie bietet eine Vielzahl verschiedener Kondomurinale, Beinbeutel und Ableitungsschläuche an. Lassen Sie sich von Ihrer Stomatherapeutin, die häufig auch im Inkontinenzbereich spezielle Kenntnisse aufweist, beraten.

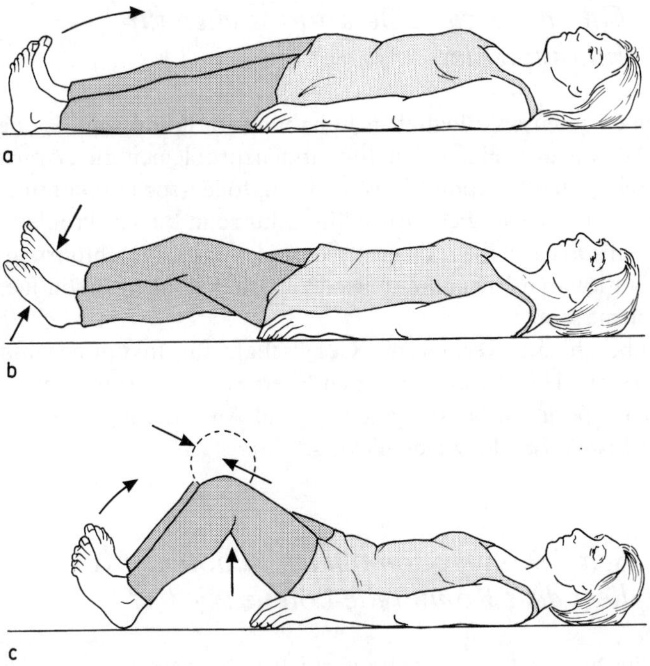


*Abbildung 11:* Beckenbodengymnastik-Übungen

a) Mit den Beinen sollten Sie ausgestreckt auf einer flachen und harten Unterlage liegen. Sie versuchen dann die Fußspitzen zum Körper hochzuziehen und dabei die Knie auf die Unterlage zu drücken. Es kommt zu einer Beckenbodenspannung bzw. zu einer Anspannung des Gesäßes. Sie versuchen diese Spannung zu halten und dabei 3- bis 4mal ruhig ein- und auszuatmen. Danach entspannen Sie langsam.

b) Sie legen ein Bein über das andere und drücken beide Beine fest gegeneinander. Der Beckenboden und das Gesäß werden angespannt. Diese Spannung halten Sie und atmen dabei 3- bis 4mal ruhig ein und aus. Danach entspannen Sie langsam und wechseln das Bein.

c) Während die Füße auf der Unterlage stehen, winkeln Sie die Beine an und ziehen dann die Fußspitzen hoch. Die Knie drücken Sie gegeneinander. Der Beckenboden und das Gesäß werden angespannt. Diese Spannung halten Sie und atmen dabei 3- bis 4mal ruhig ein und aus. Danach entspannen Sie langsam.

## 11. *Gibt es spezielle Beratungsstellen für Inkontinente?*

In einer guten onkologischen Rehabilitationsklinik sind spezielle Kenntnisse und Hilfen bei Inkontinenzproblemen zu erwarten. Manche Rehabilitationskliniken beschäftigen sogar Inkontinenzschwestern, die spezielle Ausbildungskurse in diesem Problembereich absolviert haben. Einer der Gründe für die Durchführung eines stationären Rehabilitationsaufenthaltes können Inkontinenzprobleme sein.
Darüber hinaus verfügt die Gesellschaft für Inkontinenzhilfen (Adresse: 34119 Kassel, Friedrich-Ebert-Straße 124) über eine Liste von speziellen Beratungsstellen. Auf Anforderung wird Ihnen diese Liste kostenlos zugeschickt.

## 12. *Seit der Operation bin ich impotent. Woran liegt das? Kommt die Potenz wieder?*

Da die für die Potenz verantwortlichen Nervenbahnen auch im Operationsbereich des Enddarms verlaufen, sind Potenzstörungen nach einer radikalen Mastdarmentfernung bis zu einem gewissen Grad unvermeidlich. Bei einem – allerdings kleinen – Teil der Betroffenen normalisiert sich die Störung mit der Zeit. Etwa anderthalb Jahre nach der Operation ist bezüglich der Potenz oder der Ejakulationsstörungen ein endgültiger Zustand erreicht, d. h., nach diesem Zeitraum ist nicht mehr mit einer Besserung zu rechnen.
Mit Beschwerden ist lediglich nach Operationen eines Enddarmkrebses zu rechnen. Nach einer Operation wegen eines in den oberen Darmabschnitten gelegenen Krebses, also eines Dickdarmkrebses, sind keine organischen Störungen der Sexualität zu erwarten. Wenn sie dennoch auftreten, so sind sie eher psychischer als organischer Ursache. Sie können sich mit der Zeit wieder legen.
Bei Enddarmkrebspatienten geht in der Regel die Fähigkeit des Beischlafes verloren (Impotentia coeundi), das Verlangen (Libido)

bleibt hingegen meist erhalten. Das liegt daran, daß bei der Operation keinerlei Eingriffe in den Hormonhaushalt stattfinden. In der Regel kommt es zu Erektionsstörungen, also einer mangelnden Steifigkeit des Gliedes, gelegentlich auch zu Ejakulationsstörungen, also dem Ausbleiben der Samenflüssigkeit. Hormonkuren, Sexcremes und jegliche Art von »Liebestropfen« helfen den Betroffenen nicht. Das bedeutet jedoch nicht, daß es für die Betroffenen keine wirksamen Hilfen gäbe.

Frauen kommen erfahrungsgemäß besser mit der neuen Behinderung zurecht. Bei ihnen können allerdings besonders in den ersten Monaten nach der Operation Schmerzen beim Geschlechtsverkehr auftreten. Dies kann unter anderem daran liegen, daß es in Folge der Operation zu einer horizontalen Verlagerung der Scheide gekommen ist. Manchmal kommt es auch zu einer Verengung. Bei ungenügender Schleimbildung und »trockener« Scheide während des Geschlechtsverkehrs helfen Gleitmittel oder eine hormonelle Behandlung.

## 13. *Ich habe von einer medikamentösen Injektionsmethode gehört, mit der sich trotz Impotenz eine Erektion und damit ein Geschlechtsverkehr ermöglichen läßt.*

In der Tat gibt es die Möglichkeiten, durch Injektion einer Prostaglandin-E-ähnlichen Flüssigkeit in die Schwellkörperbasis eine Erektion des Penis herbeizuführen (SKAT = Schwellkörper-Autoinjektionstherapie). Hierdurch werden die arteriellen Blutbahnen geöffnet, und die Durchlässigkeit der Venen wird vermindert, d. h., der Blutfluß wird verstärkt und der Rückfluß aus dem Penis gebremst. Die Erektion, die 5 bis 15 Minuten nach der Injektion eintritt, kann Stunden anhalten; die Erfolgsrate mit dieser Technik liegt bei etwa 70 %.

Wie beim Diabetiker muß bei dieser Methode nicht nur die Technik der Injektion erlernt werden, sondern auch die richtige Dosierung eingehalten werden. Ihre Festlegung sollte nur unter ärztlicher Kontrolle erfolgen. Bei zu starker Dosierung kann es zu Priapismus, d. h. zu einer schmerzhaften Dauererektion, kommen. Eine Zerstörung der Schwellkörper kann die Folge sein. Bei zu niedriger Dosierung ist die Erektion unzureichend. Wegen der Gefahr der Narbenbildung sollte die Injektionstherapie auf maximal zweimal wöchentlich beschränkt sein.

## 14. *Was ist unter einer Vakuumtherapie zu verstehen?*

Hierbei handelt es sich um eine Erektionshilfe, die eine Schwellung des Penis und damit genügend Steifheit des Gliedes für den Geschlechtsverkehr bewirken soll (Erecaid-System von Osborn). Es ist eine externe Erektionshilfe. Bei ihr soll mittels eines aus Kunststoff bestehenden, ähnlich einem Kondom, über den Penis gestülpten Zylinders mit Hilfe einer Handpumpe ein Vakuum erzeugt werden, so daß sich der Penis mit Blut füllt und versteift. Die Erektion wird durch einen speziellen Spannungsring gehalten, den der Patient um die Peniswurzel legt.
Die aufwendigste Methode zur Wiederherstellung der »Männlichkeit« ist die Penisprothese. Es gibt verschiedene Modelle, die jedoch alle relativ komplikationsreich sind und zur Zeit nur in Ausnahmefällen empfohlen werden können.

## 15. *Welche Abhilfemöglichkeiten gibt es, damit die Stomaversorgung beim Intimverkehr nicht stört?*

Kleinigkeiten, wie z. B. die Benutzung von Stomakappen, Minibeuteln oder Schutzbezügen, können dazu beitragen, die Scham zu überwinden. Dessous und über den Stomabeutel herabgelassene Unterhemden kaschieren zusätzlich.

## 16. *Ist eine Schwangerschaft möglich? Welche Besonderheiten gibt es zu beachten?*

Generell ist gegen eine Schwangerschaft bei Colostomieträgerinnen nichts einzuwenden. Zusammenhänge zwischen Schwangerschaft und Wiedererkrankungsrisiko sind nicht bekannt. Dennoch sollte bis mindestens zwei Jahre nach der Operation mit einer Schwangerschaft gewartet werden.
Die Schwangerschaft geht, bedingt durch den wachsenden Bauchumfang, mit einem hohen Risiko eines Bauchwandbruchs oder eines Prolapses einher. Im allgemeinen wird das Kind daher mit einem Kaiserschnitt zur Welt kommen müssen.

# 7 *Welche Besonderheiten sind bei der Stoma-Beutelversorgung zu beachten?*

## Fragen zur Handhabung und zu Schwierigkeiten bei der Beutelversorgung

### 1. *Ich bin korpulent und kann das tief angelegte Stoma kaum noch sehen. Daher befürchte ich immer, daß die Versorgung unkorrekt sitzen könnte.*

Dies ist nur einer der Nachteile bei Übergewicht, weswegen ich alle Stomaträger immer wieder vor einer Gewichtszunahme warne. Wenn Sie nicht auf die Hilfe anderer angewiesen sein und sich selber versorgen wollen, so empfiehlt es sich, die Versorgung vor einem Spiegel vorzunehmen. Am Anfang ist das natürlich sehr ungewohnt, mit der Zeit gelingt dies jedoch problemlos.

### 2. *Einer meiner größten Ängste ist der unwillkürliche Abgang von Darmgasen und die hierdurch bedingte Geräusch- und Geruchsbelästigung. Wie läßt sich diese vermeiden?*

Wer irrigiert, hat erfahrungsgemäß weniger Probleme mit Blähungen und Geruchsbelästigung. Auch filtern die »Stöpsel« entweichende Winde und dämmen die Geräusche etwas.

Die Geruchsbelästigung läßt sich durch entsprechende Filter am Colostomiebeutel weitgehend vermeiden. Jeder Colostomiebeutel sollte mit einem integrierten Entlüftungsfilter ausgestattet sein. Diese Filter enthalten Aktivkohle, die die Geruchspartikel binden. Durch die Filter können die Darmgase geruchsneutral nach außen entweichen. Ein Aufblähen des Beutels wird vermieden.
Wichtig ist, daß der Kohlefilter nicht naß wird, da er sonst seine Funktion verliert. Dies ist der Grund, warum Ileostomiebeutel meist filterlos sind, da der Dünndarmstuhl ja sehr dünnflüssig ist. Dies ist auch mit einer der Gründe, weshalb beim Anlegen der Versorgung darauf geachtet werden muß, daß ein kleines Luftpolster im Beutel ist. So wird vermieden, daß die Innenflächen der Beutelfolie zusammenhaften und die Ausscheidung nicht in den unteren Teil des Beutels gelangen kann und somit die Kohlefilter inaktiviert.
Durch Einhaltung diätischer Vorsichtsmaßnahmen können Sie eine verstärkte Blähneigung und Geruchsbeeinträchtigung der entweichenden Darmgase beeinflussen (siehe Kapitel 9).

## 3. *Ist durch die Versorgung von Filterbeuteln eine 100%ige Geruchsfreiheit der entweichenden Darmgase gewährleistet?*

Sollten sich (beispielsweise bei Verdauungsstörungen) besonders reichlich und intensiv riechende Darmgase bilden, so kann es vorkommen, daß der Filter nicht alle Geruchsstoffe binden kann. Ein vorzeitigerer bzw. häufigerer Wechsel der Beutel ist dann notwendig.
Auch sollte der Filter nicht naß werden. Ein nasser Filter ist nicht mehr funktionsfähig. Beim Schwimmen sollte man daher den Filter in einigen Systemen mit einem wasserfesten Pflaster bzw. Klebestreifen abdichten. Bei Durchfall müssen Sie den Beutel häufiger wechseln oder kurzzeitig einen Ausstreifbeutel verwenden. Bei einigen Beuteln können Sie den Filter getrennt vom Beutel auswechseln.

Es empfiehlt sich, in Ausnahmefällen die Geruchssicherheit zu erhöhen, indem man spezielle Aktivkohle-Tabletten oder Geruchsbanner in den Beutel füllt.
Diese Stoma-Deodorants, die in Form von stark riechenden Tropfen in den Beutel gegeben werden können, schaffen Abhilfe. Auch gibt es Raumsprays, die eventuelle Gerüche im Zimmer neutralisieren helfen.

## 4. *Manchmal füllt sich mein Beutel prall. Kann er eigentlich platzen?*

Dies ist sehr unwahrscheinlich. Viele Colostomiebeutel haben übrigens einen Entlüftungsfilter, der ein Aufblähen des Beutels verhindern soll. Ein prall mit Darmgasen gefüllter Colostomiebeutel sollte sich spätestens nach 15 Minuten entlüftet haben.
Insbesondere bei Ileostomaträgern, bei denen das Stuhlvolumen ja wegen des flüssigen Stuhls höher ist, kann die subjektive Belastung eines vollen Beutels beträchtlich sein! Dies ist einer der Gründe dafür, warum Ileostomaträger Ausstreifbeutel bevorzugen sollten. Es gibt einige Hersteller, die auch Ausstreifbeutel mit einem austauschbaren Aktivkohlefilter anbieten.

## 5. *Sind im Badezimmer Besonderheiten zu beachten?*

Das Badezimmer sollte groß genug sein, damit Sie entsprechende Bewegungsfreiheit haben.
Neben den normalen Waschutensilien brauchen Sie von nun an ein paar Toilettengegenstände mehr. Sie sollten sich dafür eine eigene Ablage oder ähnliches einrichten. Beutel mit Hautschutz sollten nicht im Badezimmer gelagert werden. Sie müssen kühl und trokken, nicht wärmer als bei Zimmertemperatur, aufbewahrt werden.

Im Badezimmer sollten Sie außerdem für eine gute Beleuchtung sorgen.
Folgende Utensilien sind für Sie von Nutzen:

- Papiertücher oder Einmalmullkompressen zur Reinigung des Stomas, obwohl auch Toilettenpapier zur »Grobreinigung« reicht,
- Einmalkompressen,
- milde, unparfümierte (pH-neutrale) Seife, die nicht fettet,
- Versorgungsmaterialien,
- Meßkarte zur Kontrolle der Stomagröße,
- Entsorgungsbeutel, in die Sie die gebrauchten Versorgungsbeutel stecken können,
- Abfalleimer mit Deckel, in den Sie die verschlossenen Entsorgungsbeutel werfen können,
- Schere,
- Rasierapparat, um eventuellen Haarwuchs in der Umgebung des Stomas zu entfernen,
- eventuell Ersatzgürtel zur Befestigung der Versorgungsbeutel,
- eventuell Klammern für Ausstreifbeutel,
- eventuell Stomakappen (für die ausscheidungsfreie Zeit der Colostomaträger),
- eventuell spezielle Pflasterentferner zum Ablösen der Klebefläche.

## 6. *Welche Beutelversorgung empfehlen Sie?*

Diese Frage läßt sich nicht pauschal beantworten, da je nach Lage und Beschaffenheit des Stomas, je nach Häufigkeit der Stuhlentleerung und Beschaffenheit des Stuhls, je nach Alter und Gewohnheit des Betroffenen, je nach Zustand und Empfindlichkeit der Haut sehr verschiedene Versorgungssysteme sinnvoll sind (Abbildung 12). Sie alle haben Vor-, aber auch Nachteile. *Eine allen Problemen gerecht werdende Beutelversorgung gibt es nicht!*
Die folgenden vier Anforderungen sollten von einem guten Versorgungssystem erfüllt werden:

1. Die Versorgung muß geruchssicher sein.
2. Der Hautschutz mit oder ohne Klebefläche muß eine sichere Haftung und Abdichtung gewährleisten.
3. Die Haut darf weder durch den Beutel, noch durch das Haftmaterial gereizt werden. Die Versorgung muß hautfreundlich sein.
4. Die Versorgung muß unauffällig zu tragen und leicht zu handhaben sein.

Die Industrie bietet für die Colo- und Ileostomieversorgung die verschiedensten Alternativen an. Es gibt ausschneidbare oder vorgefertigte Basisplatten, Beutel mit oder ohne Geruchsfilter, mit transparenter, hautfarbener Beutelfolie oder beidseitiger Vliesumhüllung, Beutel für die ausscheidungsfreie Zeit oder als Kurzversorgung, konvexe oder plane Hautschutzplatten je nach Stomaprominenz und viele andere Versorgungen. Allgemein läßt sich sagen, daß vor allem das Haftmaterial von Stomabeuteln in den letzten Jahren stark verbessert wurde. Sprach man früher von Klebebeuteln mit Zinkoxydkleber, so spricht man bei modernen Beuteln vom Hautschutz, der für ein sicheres Anhaften der Versorgung am Körper sorgt. Eine Firma bietet sogar einen sogenannten dualen Hautschutz an, bei dem eine stärker feuchtigkeitsaufnehmende und eine stärker haftende Komponente spiralförmig nebeneinander aufgetragen werden. Sie sollten sich mit den verschiedenen Beutelsystemen und Versorgungsmöglichkeiten vertraut machen und sich dann für die Produkte entscheiden, die Ihren Bedürfnissen und Versorgungsmöglichkeiten am besten entsprechen. Auf Anforderung senden Ihnen viele Firmen kostenlos Muster zu (Adressen siehe Anhang). Im übrigen: Die Testung der verschiedenen Versorgungssysteme sollten Sie zusammen mit einer Fachkraft durchführen, so z. B. in einer Tumornachsorgeklinik während der Anschlußheilbehandlung.

Auch wenn Sie Ihr »Optimalversorgungssystem« gefunden haben, so gibt es doch immer wieder Situationen, in denen es sich empfiehlt, auf ein anderes Beutelsystem überzuwechseln. Bleiben Sie »flexibel«! Die ILCO-Praxis (Zeitschrift der Deutschen ILCO e. V.) informiert Sie ständig über Neuheiten und Verbesserungen in der Stomaversorgung.

## Welche Beutelarten gibt es?

**Geschlossene Beutel** (Colostomiebeutel) müssen immer gewechselt werden, wenn sie voll sind. Sie werden dann verwendet, wenn nur wenige Darmentleerungen stattfinden, nicht mehr als maximal ca. 3 Beutel pro Tag benötigt werden (von Ausnahmen abgesehen) und ausreichend Gelegenheit für den Beutelwechsel gegeben ist.

**Ausstreifbeutel** (Ileostomiebeutel) besitzen ein verlängertes, offenes Ende, durch das der Inhalt jederzeit, ohne den Beutel wechseln zu müssen, entleert und mit einer Klammer wieder dicht verschlossen werden kann. Sie werden in erster Linie von Ileostomieträgern und anderen Stomaträgern benutzt, die häufige, unregelmäßige über den Tag verteilte Darmentleerungen haben oder deren Tätigkeit und Aufenthalt (Beruf, Reise etc.) keine günstige Gelegenheit für den Beutelwechsel bieten. Ausstreifbeutel können, je nachdem, wie lange die Befestigung dicht hält, bis zu mehreren Tagen am Körper bleiben.

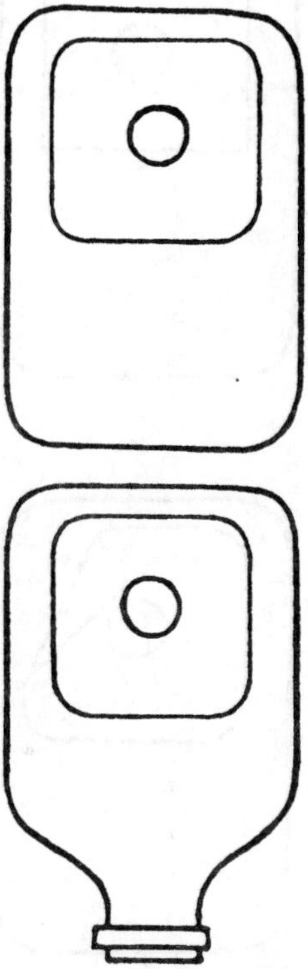

*Abbildung 12:* Die unterschiedlichen Beutelarten

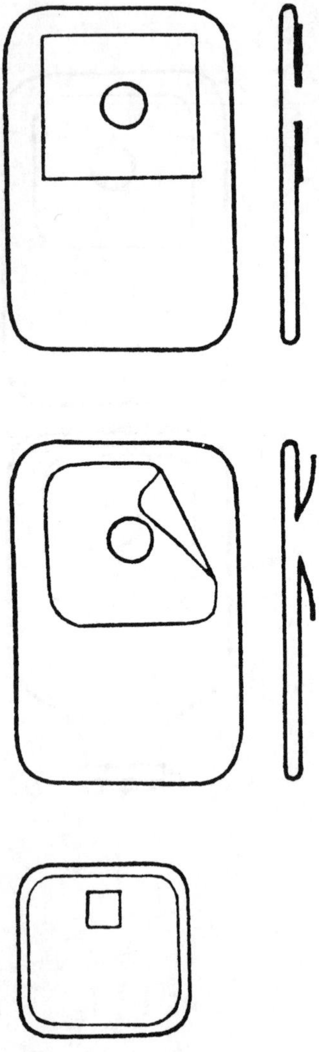

**Beutel mit ganz oder teilweise integrierter Klebefläche:**
Die Klebefläche ist zum Teil oder in ihrem gesamten Ausmaß mit der Beutelfäche verbunden. Die Lochöffnung kann durch Ausschneiden vergrößert werden (Vorteil besonders bei einem nicht runden Stoma).
Beutel mit vollständig integrierter Klebefläche können nicht mit Gürtel oder Andruckplatte kombiniert werden.

**Beutel mit Kragenklebefläche:**
Die Klebefläche ist nur um den Lochausschnitt herum mit dem Beutel verschweißt. Die Lochgröße muß genau passend gewählt werden, da sie kaum noch verändert werden kann. Diese Beutel eignen sich gut zur Kombination mit einer Andruckplatte oder einer Leibbinde, zudem verfügen sie meist über eine Befestigungsmöglichkeit für einen Gürtel. Bei einer gewölbten Bauchdecke läßt sich die Kragenklebefläche besser faltenfrei anlegen.

**Stomakappen** sind kleine, mit einer Klebefläche haftende Abdeckungen für die ausscheidungsfreie Zeit.

*Abbildung 12:* Fortsetzung

## 7. *Wann benutzt man einteilige, wann zweiteilige Beutelsysteme? Welche Vor- und Nachteile haben diese Versorgungssysteme?*

Bei dem einteiligen Beutelsystem ist die Haft- bzw. Klebefläche fest mit dem Beutel verschweißt. Der Beutel muß bei einem Wechsel von der Haut abgenommen werden. Bei einem zweiteiligen System verbleibt die Basisplatte mehrere Tage auf der Haut. Der Beutel wird ganz einfach auf die Platte aufgerastet.
Die Erfahrungen zeigen, daß gerade Patienten mit problematischen Ausscheidungen die Versorgung mit zweiteiligen Systemen bevorzugen, wohingegen Colostomieträger mit intakter Haut hauptsächlich zu dem einteiligen System greifen.
Gerade bei empfindlicher Haut empfiehlt sich die Benutzung zweiteiliger Versorgungssysteme. Diese bestehen aus einer Basisplatte und einem Beutel. Bei diesen Systemen kann die Basisplatte ca. 2 bis 4 Tage, je nach Art der Ausscheidung, auf der Haut verbleiben. Nur der Beutel wird täglich gewechselt.
Moderne Verschlußsysteme bei den zweiteiligen Versorgungen – z. B. mit Rastring – sind bezüglich der Auslaufsicherheit den einteiligen Systemen nicht unterlegen.

## 8. *Gibt es verschiedene Basisplatten? Welche Vor- und Nachteile haben diese?*

Bei den zweiteiligen Stomaversorgungssystemen ist die Beschaffenheit der Basisplatte von großer Bedeutung. Es gibt sie in den verschiedensten Formen. Hier hat es in den letzten Jahren große Fortschritte gegeben, die die individuellen Bedürfnisse der Stomaträger berücksichtigen.
So ist die Hautschutzplatte bei der einen Versorgung ausschneidbar, bei der anderen vorgefertigt, einige haben einen freistehenden Rastring mit Zentrumsverschluß, andere eine Lockringverriegelung oder einen Revolververschluß.

Die sichere Abdichtung des Versorgungssystems ist der wichtigste Schutz der Haut vor aggressiven Ausscheidungen und Feuchtigkeit. Neben dem Verschluß hat auch die Form der Hautschutzplatte eine große Bedeutung. Für Stomata im Bauchdeckenniveau eignen sich besonders konvexe Hautschutzplatten.

## *9. Welche Besonderheiten haben Stomakappen?*

Stomakappen sind kleine Abdeckungen, die für die ausscheidungsfreie Zeit gedacht sind (Abbildung 12). Sie werden auf das Stoma gelegt und eignen sich besonders für irrigierende Colostomapatienten.
Die Stomakappen werden in Form runder Kappen oder auch als Miniaturbeutel angeboten.

## *10. Wie bestimme ich die richtige Beutelöffnung?*

Je korrekter die Beutelöffnung ist, desto geringer sind die Versorgungsprobleme. Die Beutelöffnung sollte das Stoma eng umschließen, ohne es jedoch zu berühren (Abbildung 13). Zwischen Beutel und Stoma darf keine Haut unbedeckt sein. Beim doppelläufigen Stoma muß die Lochgröße zwangsläufig größer sein als bei einem engen Sigmastoma.
Wenn die Haut kontinuierlich mit Stuhl in Berührung kommt, ist die Gefahr von Entzündungen und Geschwüren besonders groß. Deshalb muß bei Stomata, die nicht ganz rund sind, die individuelle Stomaform aus der Basisplatte zurechtgeschnitten werden (Abbildung 14).
Bei richtiger Lochgröße brauchen Sie nicht zu befürchten, daß der Darm durch den enganliegenden Hautschutz verletzt wird. Hautschutzplatten und -ringe sind heute so elastisch, daß keine Gefahr besteht.

Neben vorgefertigten bzw. ausgestanzten Basisplatten gibt es auch Hautschutzplatten, bei denen sich die Größe der Stomaöffnung bestimmen läßt (Abbildung 14). Dies ist sinnvoll, da sich die Größe der Stomaöffnung mit der Zeit ändern kann.
Zumindest in den ersten drei Monaten nach der Operation empfiehlt es sich daher, keine vorgefertigten Hautschutzplatten zu benutzen.
Die Industrie stellt kostenlos spezielle Meßkarten bzw. Schablonen zur Größenmessung zur Verfügung. Für runde Stomata gibt es vorgefertigte Schablonen, wohingegen für ovale Stomaformen die Schablonen entsprechend ausgeschnitten werden müssen. Das Loch im Beutel bzw. in der Basisplatte sollte idealerweise möglichst unmittelbar an den Stomarand anschließen. Es darf also auch nicht das Stoma einengen!

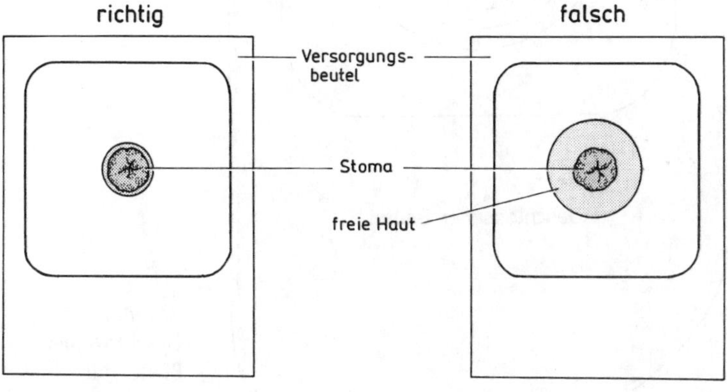


*Abbildung 13:* Richtige und falsche Größe der Öffnung an der Basisplatte

## *11. Welche Besonderheiten haben Ausstreifbeutel?*

Ausstreifbeutel sind unten offen und werden mit einer Klammer verschlossen (Abbildung 15). Zum Entleeren wird dieser Verschluß geöffnet und der am Körper befestigte Beutel im Sitzen zwischen den Beinen in das Toilettenbecken ausgestrichen. So kann ein Ausstreifbeutel bei täglich mehrmaliger Entleerung 24 Stunden am Körper verbleiben.
Ausstreifbeutel – auch offene Beutel genannt – sind besonders für Ileostoma- und Colostomaträger mit starken Durchfällen geeignet.

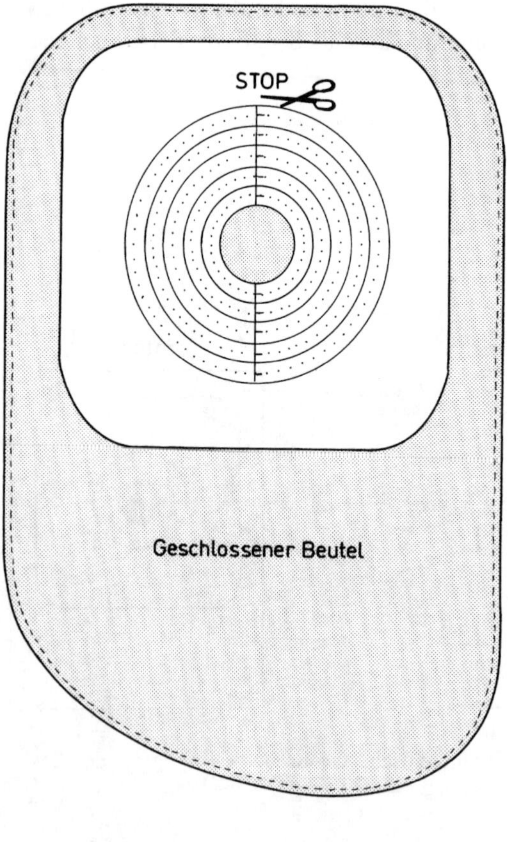


*Abbildung 14:* Geschlossener Beutel mit ausschneidbarer Lochgröße an der Basisplatte

Sie haben den großen Vorteil, daß nicht ständig die gesamte Versorgung gewechselt werden muß. Das beugt Hautirritationen vor. Sie eignen sich vorzüglich bei flüssigem und unregelmäßigem Stuhl, sind jedoch nachteilig bei festem Stuhl.
In der ersten Zeit nach der Operation ist in vielen Kliniken die Benutzung von Ausstreifbeuteln üblich. Zweckmäßigkeit steht in dieser Zeit erst einmal im Vordergrund, da der Stuhl in dieser Zeit sehr unregelmäßig kommt. Da das »Wundgebiet« heilen muß, wird die zweiteilige Versorgung mehrere Tage auf der Haut belassen. Später ist dies anders! Spätestens dann, wenn sich die Konsistenz und die Regelmäßigkeit ändern.
Ist der Stuhl etwas fester, so läßt sich der Ausstreifbeutel nur schlecht säubern. Es tritt eine unhygienische Situation auf und nicht selten kommt es zu einer für die Umgebung unangenehmen Geruchsentwicklung.
Aus diesen Gründen empfiehlt man den Colostomapatienten nur ungern Ausstreifbeutel als Dauerversorgung, ausgenommen in der Anfangsphase oder während der Strahlentherapie.

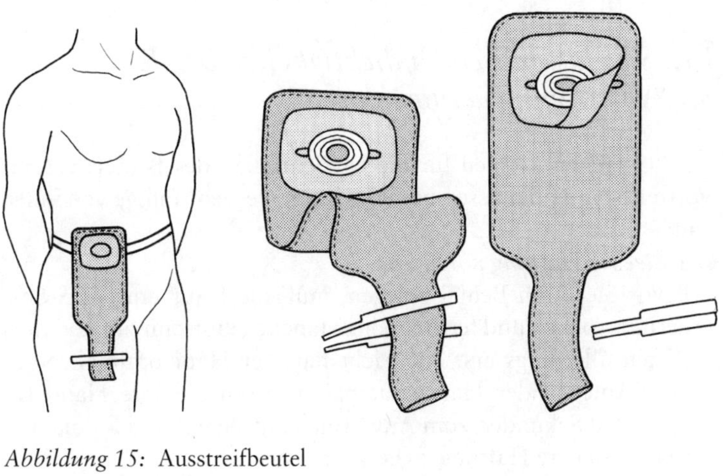

*Abbildung 15:* Ausstreifbeutel

## 12. *Welche Beutelbefestigung ist zu bevorzugen?*

Diesbezüglich lassen sich wegen der individuell unterschiedlichen Bedürfnisse keine pauschalen Empfehlungen abgeben.
Die meisten Stomaträger bevorzugen Beutel, die direkt auf der Bauchhaut kleben oder haften. Manche befestigen den Beutel zusätzlich an einem Gürtel, um mehr Sicherheit oder Andruck zu erreichen. Frühere Versorgungssysteme, die ganz ohne Klebung auskamen (Pelotten), sind heute aus vielerlei Gründen abzulehnen.
Stomaträger, die ein Stützkorsett oder ein Bruchband haben, können die Klebe- bzw. Haftfläche auf der Bauchwand anbringen und den Beutel dann durch eine (eingearbeitete) Öffnung ziehen. So kann der Stuhl ungehindert in den nun außerhalb der Bandage liegenden Beutel fallen.
Menschen mit einer sehr empfindlichen Haut müssen auf das »Kleben« bzw. auf die Klebeflächen verzichten. Andere hingegen müssen von Zeit zu Zeit die Art der Beutelbefestigung wechseln, z. B. statt Klebebeuteln die modernen Versorgungssysteme (ein- und zweiteilig) mit selbsthaftender Hautschutzplatte verwenden.

## 13. *Wie lassen sich Undichtigkeiten bei der Versorgung vermeiden?*

Viele Ursachen können für die Undichtigkeit des Beutels verantwortlich sein und müssen berücksichtigt werden! Einige von ihnen sind:

- *Schlechte Haftung am Stoma*
  Bevor Sie Ihren Beutel anlegen, muß die Haut um das Stoma herum trocken und fettfrei sein. Manche Hautschutzmaterialien haften allerdings erst auf leicht feuchter Haut optimal. Nach dem Anlegen der Hautschutzplatte lassen Sie Ihre Hand für 30 bis 60 Sekunden zum Anwärmen auf Beutel und Stoma, um so eine sichere Haftung zu gewährleisten.

- *Falsche Größe der Beutelöffnung*
  Durch die häufige spätere Schrumpfung des Stomas, durch Gewichtsveränderungen und fehlende Anpassung der Beutelgröße ist dies eine häufige Ursache für die Undichtigkeiten. Passen Sie die entsprechende Größe mit der Schablone neu an!
- *Undichtigkeit in Folge von Hautfalten, Narben und Unebenheiten der Haut*
  Vielleicht können Sie dieses Problem durch einen Wechsel der Basisplatte beseitigen. Durch die spezielle Form von konvexen Basisplatten wird die das Stoma umgebende Haut weitgehend vor aggressiven Ausscheidungen geschützt. Die konvexen Basisplatten zeichnen sich durch eine hohe Flexibilität und gute Anpassungsfähigkeit an Hautunebenheiten aus.
  Gelingt dies nicht, so können Sie versuchen, durch Hautschutzringe, -platten oder -pasten die Hautunebenheiten zusätzlich auszugleichen.
- *Hautentzündungen um das Stoma herum*
  Beutel haften nicht gut auf einer entzündeten Haut. Sie sollten die Entzündung zur Abheilung bringen und in dieser Zeit keinen Klebering, sondern Beutel mit Hautschutzmaterial und einen Gürtel tragen. Spezielle Hautschutzmaterialien binden die Nässe bei Entzündungen und tragen so zur Heilung bei.
- *Unsachgemäßes Anlegen der Versorgung*
  Wenn der Beutel nicht senkrecht herunterhängt, kann das Gewicht des Beutelinhalts ungleich an der Haftfläche ziehen und so zur Undichtigkeit führen. Stomaträger müssen je nach Körperstatur den optimalen Winkel für das Anlegen herausfinden.
- *Feuchtigkeit des Kleberings*
  Bei Durchfall und hierdurch bedingter Durchfeuchtung durch zu lange Tragezeit des Hautschutzmaterials kann sich der Beutel lösen. Wechseln Sie den Beutel bei Durchfall häufiger oder verwenden Sie Ausstreifbeutel mit Hautschutz. Achten Sie darauf, daß der Stuhl nicht bis zum Klebering steigt. Diese Gefahr ist besonders groß, wenn die Beutel ein Vakuum bilden, so daß die Folie aneinander klebt und der Stuhl nicht hineinfallen kann.

- *Nasser Filter*
  Der Filter wird bei Durchfall oder Nässe leicht durchlässig. Wechseln Sie die Versorgung! Es gibt auch Filtersysteme, die trotz Feuchtigkeit undurchlässig sind.
- *Zu seltene Entleerung des Beutels*
  Sind die Beutel zu voll, kann sich durch das Gewicht des Inhalts die Haftung lösen und so eine Undichtigkeit entstehen. Leeren Sie den Beutel also rechtzeitig!
- *Zu warme Umgebung und Benutzung von Karaya-Ringen*
  Vor allem Karaya-Ringe können sich bei Hitze auflösen, wodurch die Versorgung undicht wird. Bevorzugen Sie daher in warmen Klimazonen und bei starker Hitze- und Feuchtigkeitsentwicklung synthetische Hautschutzmaterialien.
- *Zu seltener Wechsel der Versorgung*
  Haftmaterial ermüdet mit der Zeit. Wechseln Sie die Versorgung daher häufiger. Geschlossene Beutel werden 2- bis 4mal täglich gewechselt, die Basisplatten hingegen nur alle 2 bis 4 Tage.
- *Unsachgemäße Lagerung der Systeme*
  Die Versorgungsartikel sollten niemals an einem warmen oder feuchten Platz aufbewahrt werden. Legen Sie das Material an eine kühle, trockene Stelle. Dies ist besonders bei Reisen in tropische Gebiete oder beim Camping wichtig. Moderne Hautschutzmaterialien halten zwar durchaus Temperaturen von 40 bis 50 Grad aus, können dann jedoch nicht lange getragen werden. Solche Temperaturen können allerdings leicht, z. B. im Auto und bei starker Sonneneinwirkung, übertroffen werden.
- *Alte Versorgungsartikel*
  Beachten Sie beim Kauf das Verfallsdatum Ihrer Beutel. Halten Sie immer einige Beutel in Reserve, aber horten Sie diese nicht!

## 14. *Ich habe ein doppelläufiges Stoma. Welche Beutel empfehlen Sie?*

Dadurch, daß das doppelläufige Stoma meist im Querdarm liegt und nur noch ein Teil des Dickdarms die Funktion der Eindickung übernehmen kann, ist der Stuhl meist breiig. Die Versorgung doppelläufiger Stomata (Abbildung 6b) stellt versorgungstechnisch besonders hohe Anforderungen. Ihre große, ovale Form, ihre Lage und die meist dünnflüssige Ausscheidung machen meist ein ausschneidbares System mit Ausstreifbeutel und großem Fassungsvermögen notwendig. Es gibt von einigen Herstellern spezielle Versorgungssysteme für diese Stomata.

## *15. Ich schwitze stark und bekomme daher leicht Hautprobleme. Welche Beutel empfehlen Sie?*

Bei starker Transpiration sollten Sie keinen Karaya-Ring, sondern Hautschutzmaterialien bevorzugen. Es gibt Beutel mit Vlies oder Beutelbezüge, die den Schweiß aufsaugen.
Einige Firmen vertreiben grundsätzlich Beutel mit einem weichen, hautsympathischen Schutzvlies oder Beutel mit einer kompletten Vliesumhüllung.

## *16. Wie beseitige ich die gebrauchten Beutel?*

Die Beutel dürfen Sie nicht einfach in das WC-Becken werfen, da sie das Abflußsystem verstopfen können. Benutzen Sie hierfür den Abfalleimer.
Es empfiehlt sich, den Beutelinhalt zunächst in die Toilette auszuleeren, ihn dann klein zusammenzuwickeln, eventuell in Papier zu packen und in kleine Plastiktüten (oder Entsorgungsbeutel) zu stecken, zu verknoten und schließlich in den Hausmüll zu werfen. Von der Industrie werden undurchsichtige Entsorgungsbeutel angeboten, die überall unauffällig mitgeführt werden können und für einige Stunden geruchssicher sind. Dadurch ist sowohl zu Hause als auch auf Reisen eine diskrete Entsorgung der Beutel möglich. Leider erstatten die Kassen häufig nicht die Unkosten für diese Entsorgungsbeutel.

Eine Stomaversorgungsfirma bietet in ihrem Sortiment einen umweltfreundlichen Colostomafilter-Beutel an, der biologisch abbaubar sein soll. Die Beutelfolien zerplatzen in der Kanalisation, lösen sich in Wasser auf und lassen sich daher problemlos in der Toilette wegspülen. Es bildet sich eine gleitfähige Schicht, die den Weg des Beutels durch die Kanalisation wesentlich erleichtert.
Es fallen bei diesem System also weder Beutel noch zusätzliche Plastikverpackungen als Müll an. Den Beutel gibt es mit verschiedenen Öffnungsgrößen oder individuell ausschneidbar. Für stark transpirierende Stomaträger empfiehlt sich der waschbare Vliesüberzug.

## 17. *Kann man für Ileostoma- und Colostomaträger die gleichen Beutel benutzen?*

Nein. Colostomabeutel sind auf festen Stuhl abgestimmt und sollten nach Gebrauch gleich weggeworfen werden. Für das Ileostoma werden meist Ausstreifbeutel benutzt; sie sind auf mehr oder weniger anhaltenden Fluß von dünnem Stuhl abgestimmt; man kann sie entleeren, ohne sie dabei vom Körper abnehmen zu müssen.

# 8 *Welche Schwierigkeiten können bei der Darmspülung (Irrigation) auftreten?*

## Fragen zur Handhabung und zu möglichen Komplikationen

### 1. *Was ist die Irrigation? Welche Vorteile hat sie ?*

Irrigation ist ein aus dem Lateinischen abgeleitetes Wort und bedeutet in genauer Übertragung »Berieselung«. Tatsächlich findet jedoch ein Einspülen (nicht Durchspülen) von Flüssigkeit in den Dickdarm statt. Durch den Reiz wird eine Darmfüllung erreicht und damit eine plötzliche und vollständige Stuhlentleerung ausgelöst. Ziel der Irrigation ist es, den Darm durch regelmäßige Spülungen zu einer gezielten Peristaltik anzuregen und dadurch eine vollständige Entleerung des Dickdarms zum gewünschten Zeitpunkt zu erreichen. So ergibt sich eine mehr oder minder lange ausscheidungsfreie Zeit.

Folgende Vorteile sind zu nennen:

- Irrigierende Stomaträger sind weitgehend unabhängig von der Beutelversorgung. Die mitunter lästigen Beutelentsorgungsprobleme entfallen.
- Es besteht eine stuhlgangsfreie Zeit von 24 bis 48 Stunden, während der lediglich eine Stomakappe oder ein Stöpsel getragen werden muß.
- Die Irrigation verkürzt die Verweildauer des Stuhls im Dickdarm und bremst so die Bildung von Bakterien im Darm. Es können sich daher nicht so schnell Gase entwickeln. Die Folge sind weni-

ger Probleme mit dem Abgang von Winden und der Geräusch- und Geruchsentwicklung.

- Irrigierende Stomaträger sind meist weniger behindert im Alltagsleben. Die Freizeitgestaltung, die Berufsausübung, das gesellschaftliche Leben sind für sie häufiger unproblematisch.
- Die Versorgung mit Stomaartikeln ist problemloser. Sie ist auch preisgünstiger.
- Eine Verstopfung kommt seltener vor.
- Bei Hitze sind Beutelträger gegenüber irrigierenden Stomaträgern auch deswegen benachteiligt, weil bei ihnen als Folge der Schweißabsonderung oder allergischen Hautreaktionen häufig Ekzeme am Stoma auftreten.

## 2. *Wie wird die Irrigation durchgeführt?*

Nur eine Fachkraft oder Ihr Arzt kann Ihnen die nachfolgend aufgeführten Schritte richtig und in Ruhe zeigen!
Für die Spülung gibt es handelsübliche Irrigationssets, die aus einem Wasserbehälter mit einem Ableitungsschlauch und einem weichen Konus bestehen (Abbildung 16a). Der Wasserbehälter wird etwa in Schulterhöhe befestigt (Abbildung 16b).
Nachdem der Sicherheitskonus angeschlossen wurde, öffnen Sie den Durchflußregler und lassen etwas Wasser herauslaufen, um das Schlauchsystem luftleer zu machen. Die andere Hand gibt über das Drosselventil die Wasserzuleitung frei. Legen Sie den Irrigationsausstreifbeutel an. Sorgen Sie dafür, daß der Ring des Beutels so positioniert ist, daß Stomaöffnung und Beutelöffnung übereinstimmen (Abbildung 16c). Dies geschieht am besten im Stehen oder im Sitzen. Bei sehr engem Stoma empfiehlt es sich, den Konus mit etwas Gleitmittel zu bestreichen. Das untere offene Ende des Schlauchbeutels leiten Sie in die Toilette.
Der Konus wird in das Stoma eingeführt und die errechnete Menge körperwarmen Wassers durch das Stoma in den Dickdarm eingeleitet (etwa 15 Milliliter pro Kilogramm Körpergewicht).

Wichtig ist, daß der Wasserbehälter wirklich in Schulterhöhe hängt. Wenn er zu hoch hängt, wird ein übermäßiger Wasserdruck, wenn er zu tief hängt, ein zu niedriger Druck ausgeübt, der nur zu einer unvollständigen Spülung führt.
In ca. 10 Minuten sollten die 1 bis 1,5 Liter körperwarmen Wassers in den Darm einlaufen. Ein Abkochen des Wassers ist nicht notwendig. Besondere Spülzusätze sind nicht erforderlich. Zu kaltes Wasser kann zu Darmkrämpfen, zu heißes Wasser zu Verletzungen führen.
Die erste Phase der Irrigation ist das Anspülen. Zunächst wird mit 200 bis 300 Millilitern angespült, um den vor dem Stoma angesammelten, mehr oder weniger stark eingedickten Stuhl herauszuspülen. Hierdurch wird zusätzlich die Darmperistaltik angeregt.
Nachdem der Durchflußregler geöffnet wurde, führen Sie den Konus bei laufendem Wasser einige Male in das Stoma ein und ziehen ihn gleich darauf wieder langsam zurück (Abbildung 16d).
Danach erfolgt die eigentliche Hauptspülung, bei der die restliche Wassermenge in ca. 10 Minuten vollständig einläuft. Das Wasser

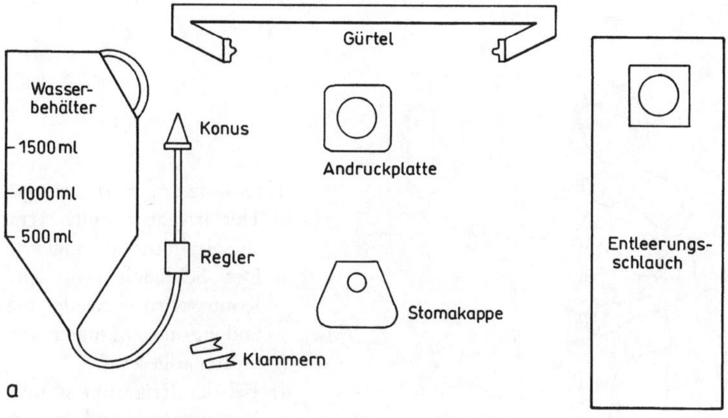


*Abbildung 16:* Die Durchführung der Irrigation
a) Die für die Irrigation notwendigen Materialien (Irrigationsset).

muß nicht zwangsläufig bis zum Ende des Dickdarms, also der Bauhinschen Klappe, gespült werden.
Nach der Hauptentleerung kommt es zu mehr oder weniger großen Nachentleerungen, ein Vorgang, der sich bis zu einer halben Stunde und länger hinziehen kann.
Nach beendeter Spülung wird der Entleerungsschlauch abgenommen, das Stoma gereinigt und dann mit einer Stomakappe

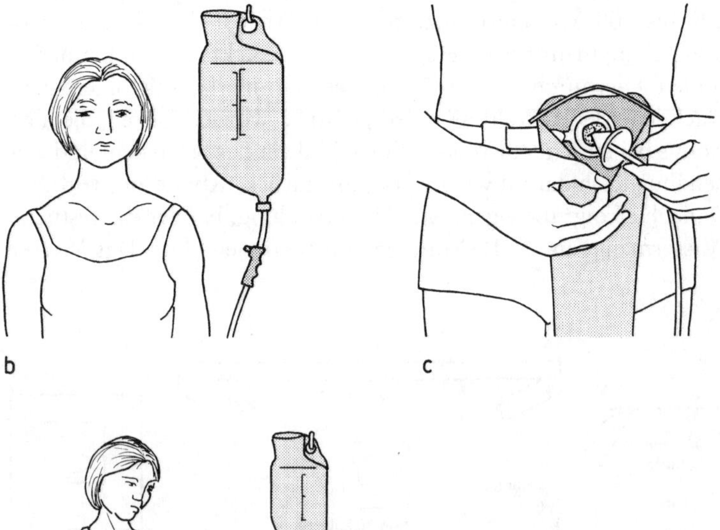

b c

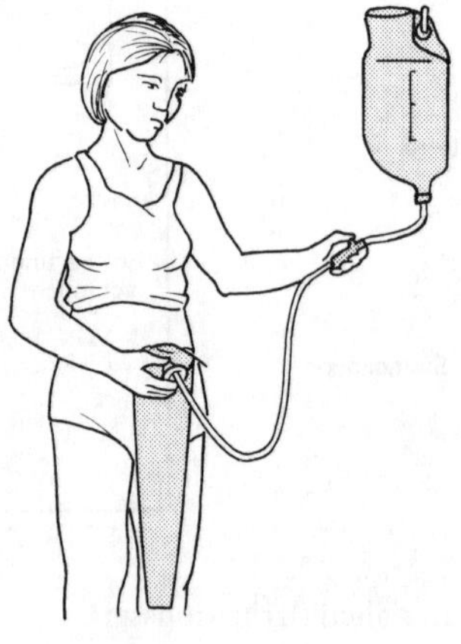

d

*Abbildung 16:* Fortsetzung
b) Der Irrigator sollte stets in Schulterhöhe hängen.
c) Der Schlauch mit dem Konus wird entweder im Stehen oder im Sitzen am Stoma angesetzt.
d) Bei der Irrigation sollten Wasserstand und Irrigator immer unter Kontrolle sein.

(Abbildung 16a) verschlossen. In der Regel ist danach mit weiteren Darmentleerungen in den folgenden 24 bis 48 Stunden nicht zu rechnen; es sei denn, daß man unter Durchfall leidet, Abführmittel genommen hat oder sich extrem ballaststoffreich ernährt hat.

## *3. Gibt es Nachteile der Irrigation?*

Nachteilig ist, daß man ein geräumiges Bade- und Toilettenzimmer braucht. Man blockiert dieses Zimmer für ca. 45 bis 60 Minuten einmal täglich (bzw. bei 48 Stunden irrigationsfreier Zeit einmal alle zwei Tage).

## *4. Können alle Stomaträger die Irrigation erlernen?*

Leider können nicht alle Stomaträger die Irrigation erlernen. Lediglich für Colostomaträger mit festem und geformtem Stuhlgang, nicht jedoch für Ileostomaträger, Transversostoma- und Zökumstomaträger kommt sie in Frage. Die Ausscheidungen sind bei letzteren zu dünnflüssig für eine Irrigation. Die Irrigation erbringt hier keine genügend lange entleerungsfreie Zeit. Bei Ileostomaträgern läßt sich durch die Irrigation keinerlei Kontrolle der Entleerungen erreichen.
Eine Irrigation sollte nicht durchgeführt werden, wenn ein Prolaps (übermäßiger Vorfall des aus dem Stoma führenden Darms) oder ein Bauchwandbruch (Hernie) vorliegt.
Während der Strahlentherapie oder auch Chemotherapie kann es zu Durchfall kommen. In dieser Zeit sollte keine Irrigation erfolgen. Einige Wochen nach Abschluß der Chemo- oder Strahlenbehandlung kann sie jedoch durchgeführt werden. Voraussetzung ist allerdings, daß der Stuhl nicht dünnflüssig ist.
Weitere Hinderungsgründe sind große Divertikel (Ausstülpungen in der Darmwand) im Restdarm. Einzelne kleine Divertikel stören hingegen nicht.

Hinderlich ist eine Syphonbildung (Abbildung 17) des endständigen Darmabschnitts. Der Dickdarm macht hierbei einen »syphonartigen« Knick vor dem Ausgang. Bei einer Syphonbildung fließt die Spülflüssigkeit schlecht zurück. Eine Hernie, ein Prolaps oder ein Syphon können jedoch durch Korrektureingriffe behoben werden, so daß auch diese Patienten einer späteren Spülbehandlung zugeführt werden können.
Ungewöhnlich tief- oder hochliegende Stomata können die Durchführung der Irrigation erschweren. Der Stomaträger sollte das Stoma immer sehen können, notfalls mit Hilfe eines Spiegels.
Nur bedingt anwendbar ist die Irrigation bei einer Retraktion (Einziehung des Stomas unter der Haut), bei Prolaps oder bei Einengung des Stomas.
Ein gewisses Verständnis für die mit der Irrigation verbundenen Vorgänge und bei ihr eventuell auftretende Probleme sowie die Kenntnis der Handhabung sind notwendig. Das Alter ist kein Hin-

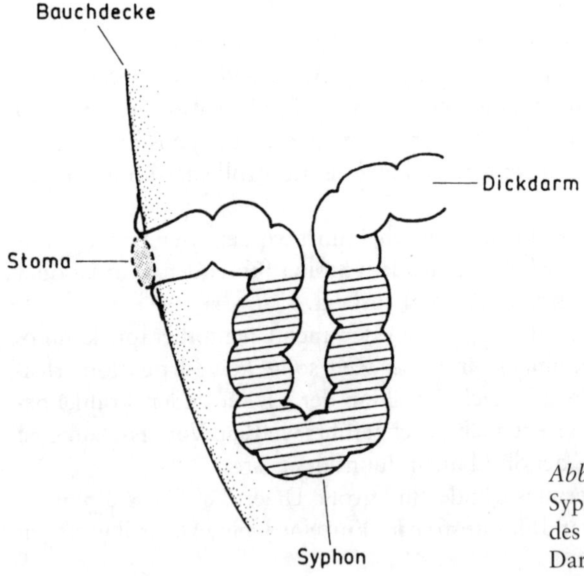


*Abbildung 17:* Syphonbildung des endständigen Darmabschnittes

derungsgrund, die Irrigation zu erlernen. Die älteste meiner irrigierenden Patientinnen ist 93 und die jüngste 23 Jahre alt. Beide sind sehr dankbar dafür, die Irrigationstechnik erlernt zu haben, da diese ihre Lebensqualität erheblich verbessert.

## *5. Ab wann kann mit der Irrigation begonnen werden?*

Aus ärztlicher Sicht kann mit der Irrigation zwar ca. 3 bis 4 Wochen nach der Operation begonnen werden, jedoch sollte grundsätzlich vor Beginn des Irrigationstrainings eine sichere Beutelversorgung erlernt und auch für einige Tage praktiziert worden sein. Der irrigierende Stomaträger muß grundsätzlich auch die Prinzipien der Beutelversorgung kennen, da es später, selbst nach jahrelanger Irrigation, immer wieder Situationen geben kann, in denen er auf die Beutelversorgung zurückgreifen muß.

## *6. Können Verletzungen der Darmwand auftreten?*

Bei unsachgemäßer, gewaltsamer Handhabung sind – als sehr seltene Komplikationen – Verletzungen der Darmwand beschrieben worden. Benutzen Sie daher immer Irrigationssets mit Sicherheitskonus.
Lassen Sie sich grundsätzlich in der Methode der Irrigation von speziell ausgebildeten Ärzten, Stomatherapeuten und Pflegepersonal unterrichten, bevor Sie diese Spülbehandlung an sich selber vornehmen. Der Aufenthalt in einer Tumornachsorgeklinik, besonders die stationäre Anschlußbehandlung, eignen sich vorzüglich dazu, die Irrigation unter fachlicher Anleitung in Ruhe zu erlernen. Hier können Sie auch von Erfahrungen anderer Betroffener lernen, die möglicherweise schon wesentlich länger ein Stoma haben.

## 7. *Ich komme mit dem Konus schlecht zurecht. Woran liegt das?*

Es gibt tatsächlich Situationen, in denen man mit einem klassischen Konus nicht zurechtkommt; so z. B. bei schleifenförmigem Darmverlauf im Bereich der Bauchdecke oder bei unbewußtem Anspannen der Bauchdecke. In diesem Fall ist der Erfolg häufig erst mit Tips und Tricks möglich, die Ihnen Ihr Arzt oder die Stomatherapeutin zeigen wird.
Wer den Verlauf seines Darms kennt, wird das Einführen des Konus sehr gut und mit geringem Risiko vornehmen können. Perforationen sind extrem selten und brauchen nicht befürchtet zu werden.

## 8. *Mit welcher Spülmenge sollte irrigiert werden?*

Jeder Darm reagiert unterschiedlich auf die mechanischen und thermischen Reize der Wassereinspülung. Die Menge muß individuell ermittelt werden. In der Regel reichen 1,5 Liter aus.
Wer mit zu viel Spülflüssigkeit irrigiert, riskiert hierdurch vermehrte Stuhlentleerungen und Störungen im Mineralhaushalt (z. B. Verluste von Natrium und Kalium). Das vermehrt aufgenommene Wasser wird zwar im allgemeinen über die Niere ausgeschieden, kurzfristig kann es allerdings zu einer Überwässerung mit Kreislaufstörungen kommen.
Bei zu geringen Spülmengen riskiert man eine unvollständige Entleerung des Darms und damit eventuell unkontrollierte Stuhlentleerungen im Verlauf des nächsten Tages.
Sie sollten die für Sie korrekte Wassermenge z. B. während der stationären Anschlußheilbehandlung in einer Krebsrehabilitationsklinik ermitteln.

## 9. *Ich nehme wegen einer Herzschwäche Medikamente. Darf ich irrigieren?*

Im allgemeinen ist selbst eine medikamentenbedürftige Herzschwäche kein Hinderungsgrund für eine Irrigation, da es hierdurch weder zu einer stärkeren Belastung des Kreislaufs noch zu einer Störung des Mineralhaushaltes im Blut kommt. Bei extrem niedrigem Blutdruck kann es allerdings bei der Irrigation zu Kreislaufproblemen kommen. Hier kann die Durchführung im Sitzen erfolgen!

## 10. *Kann durch die Irrigation die Darmflora absterben?*

Erstaunlicherweise ist dies nicht der Fall. Vorbedingung ist allerdings, daß für die Irrigation körperwarmes Wasser ohne Zusätze verwandt wird.

## 11. *Kann es durch die Irrigation zu Störungen des Wasser- und Mineralhaushalts im Körper kommen?*

Erfahrungsgemäß kommt es bei normaler Spülmenge – wenn überhaupt – nur zu sehr geringen Veränderungen des Wasserhaushalts. Der minimale Flüssigkeitsentzug kann damit erklärt werden, daß durch den mechanischen und thermischen Reiz des Spülwassers eine Flüssigkeitsverschiebung in den Darm stattfindet. Dieser Flüssigkeitsverlust findet innerhalb der ersten Stunden nach der Irrigation statt; er wird binnen kurzem durch Flüssigkeitsverschiebungen aus dem Zellinneren in die Blutgefäße wieder ausgeglichen. Theoretisch besteht bis dahin ein geringes Risiko für vorübergehende, kurzfristige Durchblutungsstörungen infolge der Bluteindickung. Dies ist auch der Grund, weswegen Stomaträger mit Bluteindikkung (Polycythämie) nicht irrigieren sollten.

## 12. *Wieviel Darm muß von der Spülflüssigkeit erfaßt werden? Welche Temperatur sollte die Flüssigkeit haben?*

Wird regelmäßig und mit angemessener Flüssigkeitsmenge, Temperatur und entsprechendem Druck irrigiert, so kann die Flüssigkeit bis zur Übergangsstelle des Dünndarms in den Dickdarm (sogenannte Zökumklappe oder »Bauhinsche Klappe«) gelangen. Dies ist jedoch häufig nicht nötig, da ja eine Entleerung vorwiegend infolge des Reizes und der aktiven Darmperistaltik und nicht etwa aufgrund eines passiven Spüleffekts erfolgt. Das Spülwasser sollte körperwarm sein, also ca. 37 Grad betragen.

## 13. *Ich habe eine Transversostomie. Der Arzt hat mir von einer Irrigation abgeraten. Warum?*

Bei einer Transversostomie ist der Stuhl häufig breiig, ja flüssig. Dies und die Kürze des Restdarms sprechen gegen eine Irrigation.

## 14. *Kann die Irrigation auch bei einer Vernarbung durchgeführt werden?*

Wenn die Beutelversorgung beim Colostoma durch Falten, Narben oder eine ungünstige Position problematisch ist, bietet die Irrigation häufig die einzige sichere Versorgungsalternative.

## 15. *Wann ist die beste Tageszeit für die Irrigation?*

Wichtig ist, daß Sie sich in aller Ruhe der Irrigation widmen können. Ungeduld und Nervosität hemmen nämlich die Darmtätigkeit.
Günstig ist es, wenn der Stomaträger den Zeitpunkt für die Durchführung der Spülung den natürlichen Funktionsgewohnheiten des Darms anpaßt, d. h., es sollte dann irrigiert werden, wenn sich der Darm natürlicherweise in einer verstärkten Entleerungsbereitschaft befindet. Das ist im allgemeinen am frühen Morgen nach dem Aufstehen. Zu diesem Zeitpunkt läßt sich bei den meisten Betroffenen die Spülung auch am besten in den Tagesablauf integrieren. Grundsätzlich läßt sich die Irrigation jedoch auch zu einer beliebigen anderen Zeit durchführen.
Es ist wichtig, daß die Irrigation mit einer gewissen zeitlichen Regelmäßigkeit vorgenommen wird. Bei vielen stellt sich nämlich der Darm darauf ein, immer zu der gleichen Zeit entleert zu werden. Unregelmäßige Irrigationszeiten sind ungünstig!

## 16. *Bin ich nach der Irrigation tatsächlich von der Beutelversorgung völlig unabhängig?*

Im allgemeinen genügt ein Minibeutel oder eine »Stomakappe«. Sie werden auf der Bauchhaut angebracht und bleiben auch unter sehr enganliegender Kleidung, beispielsweise einem Badeanzug, so unsichtbar wie ein normales Pflaster. Bei manchem reicht auch ein einfacher »Stöpsel«, der das Stoma abdichtet, gleichzeitig entweichende Gase filtert und die Geräusche verringert.
Sie sollten sicherheitshalber jedoch auf Reisen immer eine Ersatzversorgung mit sich führen. Schließlich kann es ja immer mal zu plötzlichem Durchfall kommen, weswegen man vorübergehend eine Beutelversorgung benötigt. In Risikosituationen, und dazu gehört für manche schon die Aufregung, sollte man aus Sicherheitsgründen prophylaktisch eine Beutelversorgung anlegen.

## 17. *Wie sicher sind die Stomakappen? Wie sicher sind die »Stopfen«?*

Stomakappen sind ideal für irrigierende Stomaträger, aber auch vorteilhaft für die Kurzzeitversorgung, z. B. bei Freizeitaktivitäten wie Schwimmen oder Laufen oder wann immer eine unauffällige Stomaabdeckung gewünscht wird. Es gibt auch Stomakappen mit Geruchsfilter.
Die Stomakappe und die Stopfen können überraschende Stuhlentleerungen nicht zurückhalten. Sie sollten daher nur bei »zuverlässigen«, d. h. sich regelmäßig entleerenden Colostomata getragen werden. Bei zu erwartenden Durchfällen (z. B. bei Aufregung oder bei hygienisch nicht einwandfreien Speisen, auf Fernflügen etc.) sollten Sie sicherheitshalber einen Beutel tragen.

## 18. *Mein Arzt hat mir von dem »Stöpsel« abgeraten.*

Die seit gar nicht so langer Zeit auf dem Markt befindlichen ein- und zweiteiligen Stöpsel stellen zweifellos für die Stomaträger eine große Erleichterung dar. Sie können allerdings nur von denjenigen getragen werden, deren Stomaöffnung nicht weiter als 45 mm im Durchmesser und nicht länger als 25 mm ist. Bei flüssigem bzw. dünnem Stuhl können die Stöpsel nicht benutzt werden.
Denken Sie daran, daß die Stöpsel maximal 8 Stunden halten.

## 19. *Wo erlerne ich die Irrigation?*

Wenn Sie die Irrigation nicht im Akutkrankenhaus erlernt haben, so sollte dies während der stationären Anschlußbehandlung (AHB) in einer Tumornachsorgeklinik erfolgen.
Auf jeden Fall bedarf die Irrigation immer der ärztlichen Anweisung und Überwachung.

## 20. *Wer zahlt das Irrigationsset; wieviel Irrigationssets sollte ich in Reserve halten?*

Zweimal im Jahr hat man in der Regel Anspruch auf einen neuen Irrigationswasserbehälter, dessen Kosten die Krankenkassen tragen. Das Zubehör, wie Irrigationsausstreifbeutel und Stomabeutel, erhalten Sie nach Bedarf.

Sie sollten immer ein Set in Reserve haben. Alle Mittel zur Irrigation und Stomaversorgung werden im übrigen nach dem Gesetz als Hilfsmittel und nicht als Arzneimittel abgerechnet. Dies ist bedeutsam aus zwei Gründen:

Für Rezepte, auf denen ausschließlich solche Hilfsmittel verschrieben sind, brauchen Sie beim Apotheker oder im Sanitätsfachhandel keine Gebühr zu entrichten.

Achten Sie darauf, daß der verschreibende Arzt die sogenannte Frei-Spalte ankreuzt. Hilfsmittel belasten nicht das Arzneimittelbudget Ihres Arztes, so daß er Ihnen die Artikel unbesorgt verschreiben kann.

# 9 *Wie sollte sich der Colostoma- bzw. Ileostomaträger ernähren?*

## Fragen zur Diätetik

### 1. *Sie sagen, daß Sie den Stomaträgern keine pauschalen diätetischen Ratschläge geben können. Meinen Sie damit, daß jeder selber ausprobieren soll, was ihm bekommt?*

Schon allein deswegen lassen sich keine pauschalen diätetischen Ratschläge geben, weil je nach Lokalisation des Stomas, je nach Empfindlichkeit und Konstitution des Stomaträgers, je nach postoperativer Zeit und je nach Grunderkrankung unterschiedliche Ernährungsprobleme vorliegen können.
Eine spezielle Diät für Stomaträger gibt es nicht, denn die individuellen Unterschiede sind zu groß.
Dennoch können in Einzelfällen gewisse Nahrungsmittel einen positiven oder negativen Einfluß auf die Stuhlbeschaffenheit oder auf die Gasbildung oder auf die Versorgung haben.
Jedem Stomapatienten sollte möglichst bald nach der Entlassung aus der chirurgischen Abteilung zu einem Aufenthalt in einer Tumor-AHB-Klinik geraten werden. Hier werden die Patienten diätetisch individuell betreut, hier erfahren sie im Gruppenunterricht oder in der Einzelberatung vieles über die Ernährung, hier können sie sich die Erfahrungen anderer Stomaträger zu eigen machen.

Meist befinden sich in diesen Kliniken ja nicht nur Frischoperierte, sondern auch Betroffene, bei denen das Stoma schon vor längerer Zeit angelegt wurde.
Den Stomaträgern wird häufig zu Beginn des Rehabilitationsaufenthaltes ein Diättagebuch ausgehändigt (Abbildung 18). In ihm schreibt der Patient auf, was und wieviel er gegessen hat, wann die Hauptausscheidungszeiten waren, welche Beschaffenheit die Ausscheidungen hatten und ob Auffälligkeiten (z. B. Blähungen, Geruch, Durchfall etc.) aufgetreten sind. Die individuellen Erfahrungen und Probleme werden anhand dieses Tagebuchs wöchentlich gemeinsam mit den Ernährungsberatern und Stomatherapeuten durchgesprochen. Nach spätestens 4 bis 6 Wochen wissen die meisten Tumorpatienten, welche Speisen sie gut vertragen und welche sie vermeiden sollten.

## 2. *Kommt es mit der Zeit zu einer Gewöhnung des Stuhls an das Stoma?*

Allgemein unterscheidet man eine ca. 7 bis 14 Tage anhaltende *postoperative Phase* von einer *Anpassungsphase* und einer *endgültigen Phase.*
In der bis zu 10 Tage dauernden *postoperativen Phase* scheidet der Darm nur weiche und flüssige Stuhlmengen ab. In dieser Zeit erfolgt die Ernährung häufig über Infusionen. Danach sollte der Kostaufbau mit leicht verdaulichen Speisen beginnen. Hierfür eignen sich vorwiegend kohlenhydrathaltige und fettarme Nahrungsmittel, z. B. Weißbrot, Graubrot, Nährmittelbreie, Reis, Nudeln, gekochtes Obst und Gemüse, Milchprodukte wie Joghurt, Käse und Quark.
In der darauffolgenden 6 bis 12 Monate dauernden *Anpassungsphase* empfiehlt es sich, die Speisen bezüglich ihrer Verträglichkeit auszuprobieren. Für diese Anpassungsphase ist das Diättagebuch (Abbildung 18) gedacht. Nahrungsmittel, die erfahrungsgemäß

| Tag | Zeit | Nahrungsaufnahme was/wieviel | Verdauung wann/wie |
|---|---|---|---|
| Mittwoch | 7.00 | 1 Brot mit Marmelade, 1 Kaffee, 1 Glas Orangensaft | 7.30 normal |
| | 10.30 | 1 Schinkenbrot, 1 Orangensaft | |
| | 13.00 | Spaghetti mit Gulasch, 1 Glas Rotwein | |
| | 15.30 | 1 Eis, 1 Sahnetorte, 1 Bier | sofort Durchfall (Eis? Sahne? Bier?) |
| | 19.30 | 2 Brote mit Käse, 1 Orangensaft | |
| Donnerstag | 7.00 | 1 Brot mit Marmelade, Kaffee, 2 Eier | 7.30 normal schwefelstinkender Stuhl (Ei?) |
| | 10.30 | 1 Eis | |
| | 13.00 | 1 Bier, 1 Rippchen | sofort Durchfall |
| | 15.30 | 1 Kaffee, 1 Sahnetorte | |
| | 19.30 | Russ. Eier, Salat, Brot, 2 Gläser Rotwein | 20.00 schwefelstinkender Stuhl |
| Freitag | | | |
| | | | |
| | | | |
| | | | |
| | | | |
| Samstag | | | |
| | | | |
| | | | |
| | | | |
| | | | |

*Abbildung 18:* Diättagebuch für Stomaträger

häufig Beschwerden hervorrufen, sind Hülsenfrüchte, Gurkensalat, Pilzgerichte, Kohlsorten, Rhabarber, frisches Brot, fritierte Speisen und kohlensäurehaltige Getränke.
In der *endgültigen Phase* hat der Darm sich weitgehend an den neuen Zustand angepaßt. Die noch verbleibenden Darmteile haben die Funktion des entfernten Darms jetzt mitübernommen. Der Stuhl ist nicht mehr dünnflüssig, die Ausscheidungen sind regelmäßiger geworden. In der Regel werden die meisten Nahrungsmittel wieder so wie vor der Operation vertragen. Wer vor der Operation unter Verstopfung litt, wird nun hiermit auch wieder konfrontiert sein. Beim Ileostomaträger wird der Stuhlgang mit der Zeit zwar häufig etwas fester und erfolgt nicht mehr so häufig; er ist jedoch nie mehr so fest und geformt und regelmäßig wie vor der Operation.
Wichtig ist, daß Sie sich in dieser endgültigen Phase normal und vollwertig ernähren. Normal und vollwertig bedeutet allerdings nicht, daß Sie sich einer speziellen Krebsdiät unterziehen müßten.

## 3. *Was verstehen Sie unter normaler vollwertiger Ernährung?*

Eine normale Ernährung ist leider nicht identisch mit dem derzeit in unserer Gesellschaft praktizierten Ernährungsverhalten. Die »normale Kost« stellt heute besonders in der westlichen Welt eher die Ausnahme als die Regel dar. Anormal ist nämlich die zu kalorienhaltige Nahrung mit einem zu hohen Eiweiß- und Fettgehalt. Eine derartig eiweiß- und fettreiche Ernährung ist nur nach starkem Gewichtsverlust, nicht jedoch bei Normalgewichtigen, indiziert.
Nach der Vorstellung der Deutschen Gesellschaft für Ernährung sollte die Nahrung ca. 60 % Kohlenhydrate, 15 % Eiweiß und 25 bis 30 % Fett enthalten. Die Kohlenhydrate sollten vorwiegend über pflanzliche Nahrung, wie z. B. Obst und Getreide, aufgenommen werden, die gleichzeitig auch ballaststoffreich ist. Beiliegende Tabelle gibt Ihnen ungefähre Anhaltspunkte über die Zusammen-

setzung einzelner Nahrungsmittel (Tabelle 3). Detailliertere Tabellen erhalten Sie kostenlos in jedem Reformhaus und/oder in Ihrer Apotheke.
Beim Darmkrebspatienten ist die Empfehlung für eine »normale Ernährung« mit wenig Fett und viel Kohlenhydraten besonders ernstzunehmen. Viele Untersuchungen weisen nämlich darauf hin, daß der übertriebene Fett- und Fleischverzehr ein wesentlicher Grund für die heute häufigere Dickdarmkrebshäufigkeit in den westlichen Industrienationen ist.
Ausführlicheres zur Ernährung bei Krebspatienten finden Sie in dem Ratgeber »Delbrück: Ernährung nach Krebs« (siehe Literatur).

## 4. *Wieviele Ballaststoffe sollte die Nahrung enthalten?*

Die Ernährungsempfehlungen für die Bundesrepublik gehen von 30 Gramm pro Tag aus, wobei 50 % in Form von Getreideballaststoffen aufgenommen werden sollten.
Eine 30 Gramm pro Tag übersteigende Ballaststoffmenge läßt sich im Rahmen mitteleuropäischer Ernährungsgewohnheiten praktisch nicht realisieren. Zwischen »Ist und Soll« besteht derzeit eine Lücke von rund 10 Gramm pro Tag. Eine stärkere Orientierung auf Lebensmittel pflanzlicher Herkunft wäre bei uns dringend notwendig, wenn der Bedarf gedeckt werden soll.
Die Empfehlung einer derartigen ballaststoffreichen Kost gilt nur für Colostomapatienten und nur mit Einschränkungen für Patienten mit Ileostoma, Zökumstoma oder Transversostoma.
Bei Stomaträgern, die unter Verwachsungen leiden oder deren Stoma sehr eng ist (meist bei Ileostoma) kann erfahrungsgemäß der Verzehr von Kokosnüssen, Orangen, Pilzen und größeren Mengen von Rohkost zu Problemen führen.

*Tabelle 3:* Was enthalten unsere Nahrungsmittel?

| 100 Gramm enthalten: | Eiweiß (in g) | Fett (in g) | Kohlenhydrate (in g) |
|---|---|---|---|
| Vollkornbrot | 10 | 1 | 45 |
| Weißbrot | 10 | 1 | 50 |
| Knäckebrot | 10 | 1 | 75 |
| Teigwaren | 15 | 5 | 70 |
| Weizenmehl | 10 | 1 | 75 |
| Kartoffeln | 2 | 0 | 18 |
| Gemüse | bis 5 | 0 | bis 15 |
| Honig | 0 | 0 | 80 |
| Marmeladen | 0 | 0 | 65 |
| Magermilch | 5 | 1 | 5 |
| Vollmilch | 5 5 | 5 | |
| Quark (je nach Fettgehalt) | 15 | 1–10 | 2–5 |
| Hühnerei (2 Eier = ca. 100 g) | 10 | 10 | 0 |
| Kalbfleisch | 20 | 5 | 0 |
| Rindfleisch (mager = Filet) | 20 | 5–10 | 0 |
| Huhn (mager) | 20 | 5 | 0 |
| Gans | 15 | 30 | 0 |
| Wild | 20 | 5 | 0 |
| Fisch (Felchen, Forelle, Goldbarsch, Hecht, Hummer, Kabeljau, Schellfisch, Seezunge, Seelachs, Scholle) | 20 | 0 | 0 |
| Zucker | 0 | 0 | 100 |
| Schokolade | 10 | 35 | 55 |
| Butter/Margarine | 0 | 80 | 0 |
| Limonade/Cola | 0 | 0 | 10 |
| Bier (Vollbier) | 5 | 5 | 55 |
| Weiß-/Rotwein | 10 | 0 | 70 |
| Kakao (schwach entölt) | 20 | 25 | 40 |

## 5. *Welche Vor- und Nachteile hat eine ballaststoffreiche Kost für den Stomaträger?*

Die ballaststoffreiche Kost enthält wenig Fett und Cholesterin; sie reguliert und regt den Darm an, vermittelt ein Sättigungsgefühl und hilft somit, den Appetit zu kontrollieren. Ballaststoffreiche Lebensmittel enthalten darüber hinaus im allgemeinen eine Vielzahl von Vitaminen und Mineralstoffen. Dies sind große Vorteile.
Zu den Nachteilen zählen eine verstärkte Blähneigung und ein größeres Stuhlvolumen. Die Blähneigung wird zwar mit der Zeit geringer, das größere Stuhlvolumen und die Notwendigkeit des häufigeren Beutelwechsels bleiben jedoch.
Während Sigmastomapatienten zu einer eher ballaststoffreichen Kost geraten wird, gilt dies nicht für Patienten mit Ileostoma, Zökumstoma oder Transversumstoma. Bei ihnen kann eine ballaststoffreiche Kost zumindest in den ersten Monaten nach der Operation zu Komplikationen führen. Später ist von Fall zu Fall zu entscheiden, da die Anpassung des verbliebenen Dünndarms an die Ernährung unterschiedlich ist.

## 6. *Warum dürfen Stomapatienten nicht an Gewicht zunehmen? Eine Gewichtszunahme stärkt doch die Abwehrkräfte und spricht dagegen, daß der Krebs aktiv sein könnte.*

Das ist ein Irrtum! »Wohlbeleibtheit« ist weder ein Zeichen für Gesundheit, noch bietet sie Sicherheit vor einem Krankheitsrückfall. Man kann an Gewicht zunehmen und trotzdem Metastasen entwickeln. Die Immunabwehr ist bei Übergewichtigen nicht besser, sondern eher schlechter als bei Normalgewichtigen.
Ein gewichtiges Argument gegen eine Gewichtszunahme ist die größere Gefahr eines Bauchwandbruchs. Stomaträger haben ein besonderes Risiko hierfür, da nach der Stomaanlage eine erhebliche

Bauchwandschwäche besteht. Je dicker man ist, desto stärker wird die Bauchmuskulatur belastet und desto größer ist die Gefahr eines Bruchs. Solch ein Bruch (Hernie) kann sehr unangenehm sein; er beeinträchtigt die Stomaversorgung und verbietet die Irrigation. Sollte einmal eine erneute Operation notwendig werden, so kann der Bauchwandbruch die Operationsfähigkeit negativ beeinflussen.
Natürlich ist bei Untergewicht ein Idealgewicht anzustreben (siehe auch Kapitel 8 und 9).

## 7. *Welche diätetischen Besonderheiten müssen Ileostomaträger beachten?*

Auch Ileostomaträger brauchen keine spezielle Diät; sie sollten jedoch gewisse Ernährungsrichtlinien beachten.

- Untergewicht ist genauso schlecht wie Übergewicht!
- Besonders in der anfänglichen Umstellungsphase, die etwa 3 bis 6 Monate dauert, sind Nahrungsmittel zu bevorzugen, die eine leicht stopfende Wirkung haben oder durch Quellung flüssigkeitsbindend wirken. Dazu zählen Hafergerichte, Reis, Kartoffeln, Salate, Bananen. Die Eindickung läßt sich zusätzlich mit wasserbindenden Präparaten (Metallsalzgel, Arobon , Agiocur ) unterstützen. Vitaminzusätze sind in dieser Anfangsphase sinnvoll.
- Auch nach der Umstellungsphase bleibt die Anfälligkeit für Durchfall bestehen. Insgesamt kann man jedoch unbesorgter als vorher essen.
- Wichtig ist, daß genügend getrunken wird. Ileostomaträger haben in der Regel einen höheren Wasser- und Salzverlust als Colostomaträger. Im allgemeinen reicht eine tägliche Kochsalzzufuhr von 6 bis 9 Gramm aus.
- Eine schlacken- bzw. ballaststoffreiche Kost ist für den Ileostomaträger eher ungünstig. Schwerverdauliche und faserhaltige Nahrungsmittel, wie z. B. Bohnen, Sellerie, Spargel, Ananas,

Obstschalen und Obstkerne, Nüsse und Pilze, dürfen wegen der Gefahr einer Stomablockade nur zerkleinert gegessen werden. Zähes Fleisch muß sehr sorgfältig gekaut werden. Einige Ärzte raten Ileostomaträgern grundsätzlich von faserreichem Gemüse ab. Dies ist jedoch sicherlich nur in Einzelfällen tatsächlich notwendig. Sind Verwachsungen bekannt oder ist die Durchtrittsstelle des Ileostomas durch die Bauchdecke sehr eng geraten, sollten schlackenreiche Nahrungsmittel besonders gemieden werden.

- Stark säurehaltiges Obst (z. B. Zitronen) ist zu meiden, da es hiernach bei vielen Betroffenen zu Reizungen um das Stoma herum kommt (Tabelle 4).
- Bei Patienten, bei denen der letzte Teil des Dünndarms entfernt wurde, müssen lebenslang Vitamin $B_{12}$-Injektionen erfolgen und eventuell auch in sechsmonatigen Intervallen fettlösliche Vitamine (ADEK) verabreicht werden.
- Ileostomaträger sollten die Abendmahlzeit nicht zu spät einnehmen, um größere nächtliche Stuhlentleerungen zu vermeiden.

## *8. Kann man als Ileostomaträger die Konsistenz (Beschaffenheit) des Stuhls durch die Ernährung beeinflussen?*

Ja, jedoch ist dies nur in Maßen möglich. Wasserlösliche Faserstoffe, wie z. B. pektinhaltige Nahrungsmittel, können den Stuhl eindicken helfen. Besonders Äpfel und deren Schale enthalten Pektine.
Viele Ileostomaträger haben die Erfahrung gemacht, daß häufig Gemüse oder Salate – wenn ohne Beilagen genossen – eher abführend wirken. Wichtig zum Eindicken sind Kartoffeln (-brei), Nudeln, Reis oder auch Brot als »saure Substanz«.

*Tabelle 4:* Säuregehalt von Obst und Gemüse (Angaben in mg, 100 g eßbarer Anteil)

| Gemüse | Apfel-säure | Zitronen-säure | Gemüse | Apfel-säure | Zitronen-säure |
|---|---|---|---|---|---|
| Kartoffeln | 90 | 520 | Apfel | 500 | 16 |
| Meerrettich | 680 | – | Birne | 170 | 140 |
| Möhren | 295 | 50 | Aprikose | 1 000 | 400 |
| Rote Rübe | 35 | 195 | Kirsche, süß | 940 | – |
| Brokkoli | 120 | 210 | Kirsche, sauer | 1 800 | – |
| Kopfsalat | – | 15 | Mirabelle | 890 | – |
| Rhabarber | 1 250 | 130 | Pfirsich | 330 | 240 |
| Rosenkohl | 200 | 350 | Pflaume | 1 220 | 35 |
| Spargel | 95 | 60 | Reineclaude | 1 250 | – |
| Spinat | 40 | 25 | Brombeere | 900 | 18 |
| Weißkraut | 300 | 100 | Erdbeere | 140 | 870 |
| Zwiebel | 170 | 20 | Heidelbeere | 850 | 520 |
| Aubergine | 170 | 10 | Himbeere | 40 | 1 720 |
| Bohne, grün | 180 | 25 | Johannisbeere | 290 | 2 070 |
| Gurke | 240 | 20 | –, schwarz | 410 | 2 880 |
| Kürbis | 200 | 5 | Preiselbeere | 260 | 1 100 |
| Paprika | 60 | 260 | Stachelbeere | 720 | 720 |
| Tomate | 35 | 440 | Weintraube | 540 | 20 |
| Zucchini | – | – | Rosinen | 2 300 | 2 300 |
| Zuckermais | 30 | 20 | Ananas | 90 | 630 |
| | | | Apfelsine | 160 | 1 060 |
| | | | Avocado | – | – |
| | | | Banane | 360 | 270 |
| | | | Dattel | 1 300 | – |
| | | | Feige | – | – |
| | | | Grapefruit | 180 | 1 370 |
| | | | Mango | 75 | 300 |
| | | | Zitrone | – | 4 900 |
| | | | Zuckermelone | 50 | 75 |

## 9. *Haben Pouch-Träger Besonderheiten bei der Ernährung zu beachten?*

Insbesondere in der ersten Zeit nach der Operation ist es wichtig, eine Verstopfung des Katheters zu vermeiden. Eine faserreiche und ballaststoffreiche Kost ist daher zu meiden. Stuhleindickende Nahrungsmittel können ebenfalls zur Verstopfung des Katheters führen. Reis, Spaghetti, Makkaroni oder Bananen sollten nur eingeschränkt verzehrt werden. Auch später ist zu beachten, daß Pilze, ganze Apfelsinenscheiben, Rosinen, Spargel, Erbsen und Mais nur sehr zögerlich im Magen-Darm-Trakt verdaut werden und daher den Katheter verstopfen können.
Zu beachten ist auch, daß der Darminhalt nach Genuß von Kohl, Zwiebeln, Eier, Fisch und Käse übelriechend wird. Der Pouch-Träger muß vor allen Dingen gut kauen.

## 10. *Ich habe Blähungen, die für mich und meine Umgebung sehr unangenehm sein können. Wie kann ich durch die Ernährung diese Unannehmlichkeiten beeinflussen?*

Bei sorgfältiger Führung des Diättagebuches (Abbildung 18) weiß man, nach welcher Ernährung verstärkt Blähungen auftreten. Eventuelle Zusammenhänge mit anderen nicht ernährungsbedingten Ursachen lassen sich feststellen (z. B. Streß, zu hektisches Essen oder zu große Abstände zwischen den Mahlzeiten)!
Bei der Auswahl der Nahrungsmittel sollte man die in Tabelle 5 erwähnten Speisen berücksichtigen. Außerdem gelten folgende Empfehlungen:

- Bei regelmäßiger Mahlzeiteneinnahme ist die Gasbildung geringer als bei einem ungeregelten Tagesablauf. Fasten entlastet den Darm nicht, vielmehr entwickeln sich hierbei sogar eher lästige Darmgase.

- Körperliche Inaktivität verstärkt die Blähneigung.
- Reden beim Essen kann zum Schlucken von Luft und sowohl zu Rülpsern als auch zu Blähungen führen!
- Stomaträger sollten besonders gut kauen, da hierdurch die Verdauung verbessert wird. Hektisches Essen verursacht Blähungen.
- Nach dem Verzehr blähender Speisen kann durch Trinken einer Tasse Kümmeltee die Blähneigung verringert werden.
- Bei akuten Blähungen hilft es manchmal, die Beine anzuziehen und die Bauchdecke zu massieren. Danach geht häufig die Luft

*Tabelle 5:* Nahrungsmittel, die bei Colostomapatienten blähungshemmend oder blähend wirken können

| blähungshemmende Wirkung | blähende Wirkung |
|---|---|
| • Preiselbeeren, -saft | • frisches Obst, besonders Birnen |
| • Joghurt | • Rhabarber |
| • Kümmel, Kümmelöl | • Hülsenfrüchte |
| • Fencheltee | • Kraut |
| • Anistee | • Kohlrabi |
| • Heidelbeeren/Heidelbeersaft | • Blumenkohl |
| | • Zwiebel, Knoblauch, Paprika |
| | • Bier und andere kohlensäurehaltige Getränke |
| | • Eier, Eierprodukte (z. B. Eiernudeln, Eierlikör) |
| | • Mayonnaise |
| | • Spargel |
| | • Pilze |
| | • Koffeinhaltige Getränke (z. B. Cola, Kaffee, Tee) |
| | • Schwarzwurzeln |
| | • Frisches Brot |
| | • Federweißer |

ab, und man verspürt Erleichterung. Manchmal hilft das Auflegen von feuchter Wärme auf die Bauchdecke.

- Irrigierende Patienten klagen seltener über Blähungen als Patienten mit einer Beutelversorgung. Deswegen, aber auch wegen vieler anderer Vorteile raten wir den Stomaträgern, die Irrigation zu erlernen. Leider läßt sich die Irrigation jedoch wegen verschiedener Probleme nicht von allen Stomaträgern durchführen.

## 11. *Welche diätetischen Maßnahmen helfen gegen die Geruchsbelästigung?*

Häufig ist eine undichte Beutelversorgung schuld an einer verstärkten Geruchsentwicklung. Manchmal liegt es auch an einem feuchten oder fehlerhaften Filtersystem. Die Ernährung kann jedoch auch Ursache hierfür sein.

Ganz besonders geruchsintensiv sind Eier und Eiprodukte, Gewürze (Zwiebeln, Knoblauch, Paprika, Curry) sowie bestimmte Käsesorten. Manche Fischsorten können auch geruchsbelästigend wirken.

Geruchshemmend wirken Spinat, grüner Salat, Petersilie, Preiselbeeren (auch als Saft) sowie Joghurt.

## 12. *Der gesamte Dickdarm und Teile des Dünndarms wurden bei mir entfernt. Ich soll besonders auf den Wasserhaushalt achten. Wieviel muß man täglich trinken?*

Wegen der bei Ileostomaträgern fehlenden Eindickungsfunktion des Dickdarms ist der Stuhl sehr viel flüssiger und häufiger. Hierdurch werden dem Organismus viel Flüssigkeit und Mineralien entzogen, zumal die Rückresorption von Wasser nur noch in be-

grenztem Ausmaß stattfindet. Als Folge hiervon kann es zu körperlichem und geistigem Leistungsabfall, zu Müdigkeit, ja sogar zu einem akuten Kreislaufkollaps kommen.
Die tägliche Flüssigkeitsaufnahme sollte so bemessen sein, daß das tägliche Urinvolumen nicht weniger als 1 Liter beträgt. Der Urin sollte hell sein. Dunkler Urin kann ein Hinweis auf eine unzureichende Flüssigkeitsaufnahme sein. Empfehlenswert ist eine Flüssigkeitsaufnahme von ca. 3 Litern täglich bei Ileostomaträgern und von 2 bis 2,5 Litern bei Colostomaträgern. An besonders heißen Tagen oder bei Fieber muß man natürlich mehr trinken.

*Tabelle 6:* Nahrungsmittel, die bei Colostomaträgern stark geruchserzeugend oder geruchshemmend wirken können

| geruchserzeugende Nahrungsmittel | geruchshemmende Nahrungsmittel |
|---|---|
| • Gewürze (z. B. Curry, Paprika) | • Spinat |
| • Eier, Eierprodukte | • Grüner Salat |
| • Geräuchertes Fleisch, Fleischerzeugnisse | • Petersilie |
| | • Preiselbeeren/Preiselbeersaft |
| • Spargel | • Joghurt |
| • Pilze | • Heidelbeeren/Heidelbeersaft |
| • Zwiebeln | |
| • Knoblauch | |
| • Hartkäse | |
| • Vollaromatischer und überreifer Käse | |
| • Tierische Fette | |
| • Gebratener und geräucherter Fisch, Fischerzeugnisse | |
| • Krabben, Hummer | |
| • Schnittlauch | |

## 13. *Wie hoch ist der Kochsalzbedarf für den Ileostomaträger?*

Für den Ileostomaträger ist die Beachtung des täglichen Kochsalzbedarfs besonders wichtig. Er beträgt ca. 6 bis 9 Gramm täglich. Eine verminderte Kochsalzaufnahme führt zu Müdigkeit, einem erniedrigten Blutdruck, hochkonzentriertem Urin und dem Risiko einer Nierensteinbildung. Größere Mengen Kochsalz wirken abführend.
Lassen Sie häufigere Elektrolytkontrollen des Blutes durchführen!

## 14. *Welche Ernährung lindert die Durchfallneigung bei Colostomaträgern?*

In den ersten Wochen nach der Operation ist der Stuhl häufig dünner, um später, nach einer gewissen Anpassungszeit, wieder eine normale Konsistenz anzunehmen.
Bei zu dünnem, aber auch zu hartem Stuhlgang hilft die Zugabe von Kleie. Durch die Einnahme von 1 bis 2 Eßlöffeln Weizenkleie täglich zu den Hauptmahlzeiten reguliert sich häufig die Konsistenz. Der besseren Verträglichkeit halber sollte die Kleie in Joghurt oder Quark eingerührt werden. Wichtig ist, daß Kleie nur bei gleichzeitig ausreichender Flüssigkeitsaufnahme eingenommen werden darf. Bei unzureichender Flüssigkeitsaufnahme droht sonst die Gefahr eines »Strohstuhls«, d. h., es tritt genau das Gegenteil ein, nämlich ein zu fester »strohartiger« schmerzhafter Stuhl.
Es wäre ein Fehler, bei Durchfall aus Angst vor weiteren Durchfällen die Flüssigkeitsaufnahme zu vermindern. Im Gegenteil, gerade dann sollte man besonders viel trinken! Empfehlenswert sind kohlensäurearme Mineralwässer, Kräutertees, Früchtetees, Schwarztees und Gemüsesäfte. Obstsäfte können eventuell das Stoma reizen und zu Entzündungen führen.

Ernährungsfehler, wie z. B. größere Mengen Sauerkraut oder Bier nach Sahnetorte oder zu große Mengen Milch, sollten vermieden werden.
Bevor der Colostomaträger zu Medikamenten greift, sollte er durch eine Ernährungsumstellung (Tabelle 8) versuchen, den Durchfall zu beeinflussen.

*Tabelle 7:* Nahrungsmittel, die bei Colostomapatienten abführend oder stopfend wirken können

| Abführende Wirkung | Stopfende Wirkung |
|---|---|
| • Kaffee | • Gekochte Milch |
| • Zucker, stark gesüßte Speisen | • Schokolade |
| • Bohnen, Spinat | • Rotwein |
| • Alkohol, besonders Bier | • Weißbrot (alt) |
| • Dörrpflaumen und anderes Trockenobst | • Kartoffeln |
| • Sauerkraut, Sauerkrautsaft | • Trockener Käse |
| • Joghurt | • Kokosflocken |
| • Rohes Obst | • Mais |
| • Kohl | • Geschälter Reis |
| • Erbsen | • Sellerie |
| • Zwiebeln | • Rosinen |
| • Rohes Gemüse | • Haferflocken |
| • Buttermilch, rohe Milch | • Teigwaren |
| • Mineralwasser | • Trockengebäck |
| • Süßmost | • Gekochte Möhren |
| • Vollkornbrot | • Bananen |
| • Weizenschrot, Weizenkleie | • Kakao, kakaohaltige Getränke |
| • Leinsamenbrot, Vollkornbrot | • Nüsse |
| • Frisches Brot | • Heidelbeeren/Heidelbeersaft (besonders getrocknete Heidelbeeren) |
| • Frischobst, Trauben | |
| • Feigen | |
| • Ungeschälter Reis | |
| • Grüner Salat | |
| • Pikante Speisen | |

*Tabelle 8:* Diätetische, medikamentöse und sonstige Maßnahmen gegen Durchfall bei Colostomaträgern

| Diätetische Maßnahmen | Medikamentöse Maßnahmen |
|---|---|
| Günstig wirken stuhlgang-eindickende Nahrungsmittel | |
| • Weißbrot | • Codein |
| • Trockengebäck | • Loperamid |
| • Kartoffeln | • Tannacomp |
| • Bananen | • Karaya Bismuth Agicur |
| • Rosinen | • Kohlenkompretten |
| • Teigwaren | • Antibiotika nur bei gesichertem Infekt |
| • Geschälter Reis, Mais | |
| • Schokolade, Kakao, Kokosflocken | |
| • Rotwein | |
| • Geriebener Apfel | |
| • Schwarzer Tee | |

## *15. Was kann ich bei Verstopfung tun?*

Haben Sie eigentlich einmal über die möglichen Ursachen nachgedacht? Kommen einige der in der Tabelle genannten Ursachen in Frage, und läßt sich vielleicht ursächlich etwas gegen die Verstopfung tun (Tabelle 9)? Am besten ist es, die Ursachen zu beseitigen und nicht die Symptome zu bekämpfen.
Ist es zur Verstopfung gekommen, so hilft zumeist die Einnahme von Milchzucker. Milchzucker (Laktulose) kann prophylaktisch genommen werden. Erst, wenn Milchzucker nicht hilft, kommt ein Einlauf durch das Stoma in Betracht.
Viele Medikamente (Tabelle 11) kommen in Frage. Am besten sind jedoch diätetische Maßnahmen geeignet, den Stuhlgang zu normalisieren.

Durch die Einnahme von 1 bis 2 Eßlöffeln Weizenkleie oder Leinsamen zu den Hauptmahlzeiten und reichlich Flüssigkeit wird der Stuhlgang im allgemeinen geschmeidiger.
Bei Verstopfung hilft häufig Kräutertee. Bei anderen hilft die Einnahme von Milchzucker.
Manchmal gelingt es, schon durch ein Glas Saft oder Wasser den Stuhlgang in Gang zu bringen. Eine ausreichende Flüssigkeitsaufnahme (ca. 2 Liter) hat im allgemeinen eine positive Auswirkung. Denken Sie daran, daß körperliche Betätigung sich positiv auf den Stuhlgang auswirkt.

## *16. Dürfen Stomaträger Alkohol trinken?*

In Maßen ja!
Der Genuß von größeren Mengen hochprozentigen Alkohols verursacht besonders bei Ileostomaträgern, gelegentlich jedoch auch

*Tabelle 9:* Ursachen für die Verstopfung

- Bewegungsmangel
- Ballaststoffarme Nahrung
- Zu geringe Flüssigkeitsaufnahme
- Falsche Eßgewohnheiten
- Psychische Einflüsse
- Unregelmäßiges Essen mit hochkalorischen, voluminösen Mahlzeiten am Abend
- Auslassen des Frühstücks
- Beeinträchtigung des gastrokolischen Reflexes
- Jahrelanger Laxantienabusus
- Therapie mit morphinhaltigen Schmerzmitteln
- Therapie mit eisenhaltigen Präparaten
- Einnahme von Antidepressiva
- Schilddrüsenunterfunktion
- Diabetes

bei Colostomaträgern, eine vermehrte Stuhlentleerung. Bier kann bei Colostomaträgern eine »durchschlagende« Wirkung haben. Es sollte nicht kalt und frisch vom Faß getrunken werden, sondern vielmehr einige Minuten stehen, damit die Kohlensäure entweichen kann. Gelegentlich führt nämlich die Kohlensäure zu dem Durchfall.
Besonders Weißweine mit hohem Säuregehalt (Saar-Mosel-Rieslinge z. B.) können bei hautempfindlichen Patienten gelegentlich die Ursache einer Hautentzündung sein.
Rotwein wird in der Regel besser als Weißwein vertragen. Nach dem Genuß von Rotwein kommt es häufig zu einer Eindickung des Stuhls.

*Tabelle 10:* Therapie der funktionell bedingten Verstopfung

- Korrektur irriger Vorstellungen über die Defäkation
- Veränderung der Lebens- und Eßgewohnheiten
- Körperliche Bewegung steigert die Darmaktivität
- Gastrokolischer Reflex (Trinken eines Glases kalten Wassers)
- Keine hochkalorischen, voluminösen Abendmahlzeiten
- Keine kalorienreiche schlackenarme Kost wie Weißbrot, Teigwaren, Kuchen, Kekse, Pudding, Schokolade und Speiseeis
- Physikalische Maßnahmen (Kolonmassage)
- Ballaststoffreiche Kost (Kleie)

*Tabelle 11:* Medikamentöse Therapie der Verstopfung

- Leinsamen (Schrot), Flohsamen
- Weizenkleie
- Laxativa: Pflanzliche Abführmittel wie Kräutertee
- Früchtewürfel
- Rizinusöl
- Lactulose
- Salinische Präparate (Magnesiumsulfat, Natriumsulfat)
- Schleimhautreizende Stoffe (Anthrachinonderivate)
- Gleitmittel

## *17. Ist eine spezielle Vitamineinnahme bzw. Mineralieneinnahme nach Darmkrebs notwendig?*

Früher hat man den antioxidativ wirkenden Vitaminen und Selen eine besondere Bedeutung in der Dickdarmkrebsprophylaxe beigemessen. Ob dies auch für die Nachsorge gilt, wird sehr kontrovers beurteilt.
Grundsätzlich ist für Darmkrebspatienten die Einnahme von medizinischen Vitaminpräparaten dann unnötig, wenn die Ernährung ausgewogen ist. Ist dies nicht gewährleistet, sollten prophylaktisch Vitamin- und Schutzpräparate eingenommen werden.

## *18. Fördert Alkoholkonsum das Wiedererkrankungsrisiko?*

Eine *direkte* krebsfördernde Wirkung von Alkohol ist bewiesen für Tumoren der Mundschleimhaut, der Zunge, des Kehlkopfs, der Speiseröhre und der Leber. Beim Darmkrebs sind Zusammenhänge denkbar, allerdings bislang nicht erwiesen. Einige Untersuchungsergebnisse weisen auf einen negativen Effekt erhöhten Alkoholkonsums auf die Entstehung von Mastdarmkrebs hin.
Tabak und Alkohol steigern ihre krebsfördernde Wirkung gegenseitig um ein Vielfaches.
Alkohol soll darüber hinaus – wenn in größeren Mengen eingenommen – die Immunabwehr schädigen und gilt somit als *indirekt* krebsfördernd und rezidivgefährdend.
Geringe Alkoholmengen sind mit Sicherheit nicht rezidivfördernd, ja sie können sogar wegen der besonders in Bier und Wein enthaltenen Nährstoffe, Vitamine und Mineralien positive Auswirkungen auf die Immunabwehr und auf das Wiedererkrankungsrisiko haben und zu einer Gewichtszunahme führen.
Gegen 1 bis 2 Gläser Wein oder Bier täglich ist also nichts einzuwenden. Hochkonzentrierte Alkoholika sollten allerdings gemie-

den werden, da sie – ebenso wie größere Mengen Wein und Bier – schädlich für die Leber und die Magenschleimhaut sind. Sie können den Heilungsprozeß verzögern und das Risiko von Strahlen- und Chemotherapienebenwirkungen erhöhen.

## 19. *Hat der Kaffeegenuß einen Einfluß auf das Krebswiedererkrankungsrisiko?*

Nein, in keiner der bisherigen Untersuchungen konnte ein Nachweis für eine krebsfördernde Wirkung von Kaffee erbracht werden. Die immer wieder geäußerte Vermutung über angebliche Zusammenhänge zwischen vermehrtem Kaffeekonsum und Krebs wurde in differenzierten Bevölkerungsuntersuchungen widerlegt.

## 20. *Joghurt und die in ihm enthaltenen Milchsäurebakterien werden häufig empfohlen. Wieviel Joghurt sollte man essen?*

Milchsäurebakterien sind besonders in Joghurt, Sauerkraut und Sauergemüse enthalten. Sie sollen angeblich über eine Stimulierung des Immunsystems der Krebsentstehung und Krebswiedererkrankung entgegenwirken.

Reagenzglasversuche bestätigen in der Tat, daß Milchsäurebakterien in der frühen Phase der Krebsentwicklung die Reparatur der veränderten Erbsubstanz (DNS) stimulieren können. Diese Wirkung konnte beim Menschen bislang nicht bewiesen werden. Ein Zusammenhang zwischen verstärktem Joghurtverzehr und einem eventuellen Tumorwachstum oder gar dem Wiedererkrankungsrisiko ließ sich nicht bestätigen.

Gegen den Verzehr von Joghurt ist aber nichts einzuwenden. Er ist sicherlich gesund, enthält viel Eiweiß und vor allem Kalzium.

Bei völligem Fehlen der Immunabwehrzellen, wie es nach einer Knochenmarktransplantation, intensiver Chemotherapie oder Strahlentherapie möglich ist, sollte man allerdings wegen des erhöhten bakteriellen Infektionsrisikos auf den Verzehr von Naturjoghurt verzichten.

# 10 *Wie kann ich das Risiko einer Wiedererkrankung verringern?*

## Fragen zur Prophylaxe und zu zusätzlichen unterstützenden Maßnahmen

### 1. *Was versteht man unter einer adjuvanten Strahlentherapie? Welche Vorteile bringt sie? Warum gibt es so unterschiedliche Ansichten über ihre Notwendigkeit?*

Eine adjuvante Strahlentherapie ist eine Sicherheitsbehandlung mit Strahlen, also eine prophylaktische Maßnahme.
Diese zusätzlich zur chirurgischen Tumorentfernung durchgeführte vorbeugende Strahlentherapie kann, wenn sie mit moderner Strahlentechnik ausgeführt wird, das lokale Fortschreiten der Erkrankung insbesondere im kleinen Becken verhindern oder zumindest verlangsamen.
Da das Risiko für Rezidive im kleinen Becken bei Enddarmkarzinompatienten größer als bei Dickdarmkarzinompatienten ist, wird bei ihnen die adjuvante Strahlentherapie häufiger als bei Patienten mit Dickdarmkarzinom durchgeführt. Bei Enddarmkarzinompatienten mit einem geringeren Rezidivrisiko verzichtet man allerdings auch auf diese zusätzlichen Maßnahmen. Die Nachteile einer derartigen Behandlung wären sonst größer als die Vorteile.
Eine zusätzliche Strahlentherapie kann natürlich immer nur die Tumorausbreitung an der bestrahlten Stelle beeinflussen. Eine

Ausbreitung über die Blutwege in Organe außerhalb der bestrahlten Region, z. B. in die Leber oder in die Lunge, kann sie – im Gegensatz zur Chemotherapie – nicht verhindern.
Da eine Strahlentherapie ebenso wie alle anderen wirksamen Tumortherapien Nebenwirkungen haben kann, sollte ihr Einsatz gut überlegt sein. Nur bei Vorliegen bestimmter Kriterien, die die onkologisch erfahrenen Ärzte sehr genau überdenken müssen, ist eine Sicherheitsbehandlung mit Strahlen notwendig.

## 2. *Was versteht man unter einer adjuvanten Chemotherapie? Welche Vorteile bringt sie?*

Hierunter ist eine zusätzlich zur Operation oder Strahlentherapie durchgeführte unterstützende Behandlung mit zellhemmenden Mitteln zu verstehen. Diese soll eine Wiedererkrankung, besonders eine Metastasierung in entfernten Organen, verhindern helfen.
Wie alle adjuvanten Theorien geht auch die adjuvante Chemotherapie von der Hypothese aus, daß häufig schon viele winzige Geschwulstzellen im Körper verstreut sind, die man mit den heutigen diagnostischen Hilfsmitteln nicht erfassen und daher auch nicht behandeln kann. Da man mit lokalen Maßnahmen (Strahlentherapie und Operation) diese Herde nicht erreichen kann, ist eine Therapie notwendig, die selbst in den entferntesten Regionen wirkt. Diese hofft man mit der Chemotherapie zu erreichen.
Es gibt inzwischen sehr viele unterschiedlich wirkende Zytostatika (zellhemmende Mittel). Sie werden sowohl allein als auch in Kombination mit anderen Mitteln gegeben. Diese Zytostatika haben teilweise völlig unterschiedliche Wirkungsmechanismen und können positive und negative Auswirkungen haben. Die Planung und Überwachung zytostatischer Therapien bedürfen daher sehr großer ärztlicher Erfahrung.
Nur nach genauer Kenntnis der Krankheitsvorgeschichte, der Eigenheiten des Tumors, einschließlich der feingeweblichen Charak-

teristika, kann der Arzt die Entscheidung für eine derartige adjuvante Chemotherapie treffen. Vor- und Nachteile dieser Zusatztherapie müssen sorgfältig abgewogen werden. Es gibt nämlich derzeit keine wirksame Chemotherapie, die nicht gleichzeitig auch Nachteile hätte.

## 3. *Was halten Sie von einer Prophylaxe mit Mistelpräparaten?*

Die Misteltherapie (z. B. Helixor , Plenosol ) gehört zu den populärsten Alternativmethoden in der Krebstherapie. Sie nimmt in der alternativen Tumortherapie insofern eine gewisse Sonderstellung ein, als ihre Wirksamkeit weltanschaulich, d. h. anthroposophisch, begründet wird. Die Verwendung der Mistel geht auf Rudolf Steiner um 1920 zurück.
Die sogenannte Schulmedizin steht der Misteltherapie nach wie vor skeptisch, wenn nicht gar ablehnend gegenüber. Die bisher vorgelegten Therapiestudien über eine Wirksamkeit der Mistelpräparate halten nämlich den strengen Anforderungen der Arzneimittelprüfungen nicht stand.
Die Befürworter einer Misteltherapie gehen hingegen davon aus, daß die Misteltherapie in jedem Stadium der Krebserkrankung hilfreich ist. Sie weisen vor allem auf eine Besserung des Allgemeinzustandes und der Lebensqualität hin. Außerdem verweisen sie auf neuere Untersuchungsbefunde, die einen zellhemmenden Effekt der in der Mistel befindlichen Lektine in Zellkulturen nachgewiesen haben. Inzwischen liegen Erfahrungen bei tausenden von Krebspatienten vor. Trotz dieser umfangreichen Erfahrungen gibt es allerdings bis heute noch keine Studie, die eindeutige Erfolge zu verzeichnen hätte und damit zu einer wissenschaftlichen Anerkennung hätte führen können. Dennoch erstatten die Kassen häufig die Kosten für eine Misteltherapie, zumal diese – verglichen mit den anderen alternativen Therapien – relativ preisgünstig und nebenwirkungsarm ist.

## 4. *Wirkt sich Streß negativ auf das Wiedererkrankungsrisiko aus?*

Umfangreiche Studien und Hypothesen, die allerdings häufig nicht unwidersprochen geblieben sind, liegen vor zum Thema »Psychischer Streß als Krebsauslöser«. Man unterscheidet Eustreß und Dysstreß. Unter Eustreß versteht man hohe körperliche und geistige Anforderungen, die jedoch eher zum Wohlbefinden beitragen. Eustreß wirkt sich persönlich stabilisierend aus. Ich glaube kaum, daß Eustreß sich negativ auf das Krankheits- bzw. Wiedererkrankungsrisiko auswirken könnte.

Anders ist dies möglicherweise bei Dysstreß. Hierunter versteht man hohe körperliche und geistige Anforderungen, die mit Unbehagen, mit Aggressionen, ständiger Anspannung und Unterdrükkung sowie Angst einhergehen. Dysstreß verursacht Strapazen und bewirkt psychische Labilität.

Wenn überhaupt, dann könnte sich eine ungenügende Streßverarbeitung ungünstig auswirken. Versuchen Sie hier an sich zu arbeiten! Psychologen, beispielsweise in den Nachsorgekliniken, können Ihnen dabei behilflich sein und nützliche Tips geben.

## 5. *Von einem Betroffenen hörte ich vom Prinzip des »positiven Denkens«. Meinen Sie auch, daß das Wiedererkrankungsrisiko sich dadurch beeinflussen lassen könnte?*

Diese Vorstellungen besagen, daß positives Denken positive Reaktionen und negatives Denken (z. B. Angst, Furcht, Pessimismus) negative Reaktionen bewirken.

Ob hierdurch tatsächlich ein Einfluß auf das Krebswachstum, ja sogar auf das Wiedererkrankungsrisiko zustande kommt, ist zu bezweifeln. Trotzdem bin ich ein Verfechter dieses Prinzips.

»Positives Denken« hebt das Selbstvertrauen und führt zu Ausgeglichenheit. Schwierigkeiten lassen sich eher beherrschen. »Po-

sitives Denken« beeinflußt auch die Schmerzempfindung. Die Schmerzschwelle wird höher, der Arzneimittelbedarf geringer (siehe Ratgeber »Krebsschmerz« in dieser Ratgeberreihe). Dies ist erwiesen.
Wenn es stimmt, daß Streß und Unzufriedenheit negative Auswirkungen auf den Krankheitsverlauf haben sollen, müßte dann nicht Gegenteiliges auch zutreffen?

## 6. *Können Sie mir Beispiele für »positives Denken« geben?*

Viele Sachverhalte lassen sich negativ, aber auch positiv darstellen. Wählen Sie die positive Darstellung!
Wenn Sie es z. B. als furchtbar empfinden, mindestens einmal alle sechs Monate eine Nachsorgeuntersuchung über sich ergehen lassen zu müssen, so ist dies eine Negativdarstellung. Wenn Sie allerdings denken, daß die heutigen Untersuchungsmethoden und Nachsorgetherapien wesentlich mehr Sicherheiten geben als früher und Sie sich deswegen nach einer Nachuntersuchung beruhigter fühlen können, so ist dies eine Positivdarstellung.
Wenn Sie immer daran denken, Krebs zu haben, so ist dies eine Negativdarstellung. Wenn Sie daran denken, daß der Darmkrebs ein – verglichen mit anderen Krebsarten – relativ gutartiger Krebs ist, so ist dies positives Denken.

## 7. *Gibt es Selbstheilungskräfte?*

Nicht nur die psychische Situation, sondern auch die Krankheit soll durch die Selbstheilungskräfte beeinflußt werden können. Zwar entziehen sich derartige Einflüsse der Psyche auf den Körper unserer wissenschaftlich geprägten schulmedizinischen Vorstellung; einzelne Kasuistiken und vor allem fernöstliche Lehren bestätigen

jedoch die Möglichkeit einer Selbstheilung. Eindeutige wissenschaftliche Studien, die den Kriterien einer wissenschaftlichen Untersuchung standhalten, gibt es hierzu nicht. Mit Sicherheit kann man allerdings davon ausgehen, daß sich Ihr persönliches Wohlergehen und Ihre Lebensqualität durch eine aktive Einstellung zu Ihrer Erkrankung beeinflussen lassen.
Klassische Selbstheilungsmethoden, wie z. B. das Autogene Training, die Simonton-Methode oder auch die Meditation, können Sie in vielen Tumornachsorgekliniken, ja sogar in manchen Volkshochschulen erlernen.
Die Aktivierung von »Selbstheilungskräften« setzt allerdings eine Akzeptanz der Erkrankung und der Konsequenzen voraus. »Selbstheilungskräfte« kann nur derjenige entwickeln, der seine Krankheit nicht bekämpft, sondern sie annimmt (nicht etwa hinnimmt). Schon allein die Vorstellung, trotz der Krankheit, trotz der Behinderung gesund sein zu können, kann positive Auswirkungen haben.
Um Selbstheilungskräfte zu aktivieren, darf man kein Passivverhalten zeigen. Nur wer aktiv daran arbeitet, gesund zu leben, zu bleiben und zu werden, kann Selbstheilungskräfte entwickeln.
Ein wichtiger Bestandteil der Selbstheilung ist »positives Denken«.

## 8. *Ich bin starker Raucher. Wirkt sich dies ungünstig auf meine Erkrankung aus?*

Möglicherweise ja, obwohl eindeutige Beweise für Zusammenhänge von Wiedererkrankungsrisiko und Rauchen bei Darmkrebspatienten nicht existieren.
Sicher ist, daß durch Zigarettenrauchen die Immunabwehr erheblich beeinträchtigt ist und die Infektionsgefährdung größer wird, daß Herz-Kreislauf-Erkrankungen entstehen können bzw. eine bestehende Herzschwäche sich verschlimmern kann. Auch die Lungenfunktion kann sich verschlechtern. Wenn Sie mal 1 bis 3 Ziga-

retten oder eine Zigarre rauchen, so ist dagegen sicherlich nichts einzuwenden. Erfahrungsgemäß bleibt es jedoch nicht dabei, weswegen ich grundsätzlich zum Verzicht auf das Rauchen raten möchte.

## 9. *Ich habe gehört, daß durch »Sport nach Krebs« das Rezidivrisiko verringert würde. Stimmt das?*

Es gibt zwar Untersuchungsergebnisse aus einigen epidemiologischen Untersuchungen, daß bei regelmäßiger körperlicher Aktivität das Risiko für Enddarmkrebs verringert werden kann, aber bewiesen ist das nicht. Noch viel weniger ist eine Verringerung des Rezidivrisikos bei sportlich Aktiven bewiesen.
Dennoch möchte ich Ihnen sehr zu körperlicher Aktivität raten. Nicht nur, weil der Darm hierdurch stärker angeregt wird und eventuell krebsfördernde Stoffe eher ausgeschieden werden, sondern auch, weil Sport positive Auswirkungen auf die Funktionsfähigkeit anderer Organe hat. Nicht zuletzt wird durch eine Sportgruppe eine Isolierung vermieden und die psychosoziale Situation verbessert.

# 11 *Welche Probleme können bei Reisen, in der Freizeit und beim Sport auftreten?*

## Empfehlungen für die Ferien- und Freizeitgestaltung

### 1. *Ich habe mein Leben lang viel gearbeitet und auf Ferien verzichten müssen. Jetzt wollten wir eigentlich das Leben genießen, all das Versäumte nachholen. Kann ich dies auch nach der Krebserkrankung?*

Von der Krebserkrankung her – vorausgesetzt, der Tumor ist vollständig herausgenommen und die Primärbehandlung ist abgeschlossen – bestehen keinerlei Einwände gegen Reisen und Hobbys irgendwelcher Art. Vom Stoma her bestehen einige wenige Einschränkungen.
Wichtig ist, die Reise gut zu planen und zu organisieren. Wichtig ist auch, daß Sie Hotels und Pensionen mit guten sanitären Anlagen wählen. Sie sollten sichere Versorgungssysteme mit auf die Reise nehmen und nicht etwa während der Reise Experimente mit der Versorgung vornehmen. Vor allem muß genügend Versorgungsmaterial mitgeführt werden.
Es muß genügend Versorgungsmaterial auch im Handgepäck mitgenommen werden, denn man weiß niemals, ob der Koffer tatsächlich rechtzeitig ankommt.

Bei Reisen in südliche Länder oder tropische Gebiete ist mehr als die übliche hygienische Vorschrift geboten. Olivenöl wird von manchen schlecht vertragen!
Notieren Sie sich die wichtigsten Angaben zu Hersteller, Produktnamen und individueller Größe Ihrer Beutelversorgung und bewahren Sie diese Informationen auf einem Zettel in Ihrer Geldbörse oder Brieftasche auf. So haben Sie diese für Sie wichtigen Informationen immer griffbereit.

## 2. *Ich möchte meine in Spanien lebende Tochter und die Enkelkinder besuchen. Darf ich das? Worauf muß ich bei der Beutelversorgung achten?*

Gegen Reisen auch in südliche Länder ist nichts einzuwenden! Einige Besonderheiten sind allerdings zu beachten, damit es nicht zu Schwierigkeiten kommt:

- Denken Sie an ausreichende Flüssigkeits- und Salzaufnahme. Dies betrifft nicht nur Ileostoma-, sondern auch Colostomapatienten.
- Bei Reisen in wärmere Regionen empfiehlt sich grundsätzlich statt des Karaya-Hautschutzes eine Synthetikversorgung. Wenn Sie ins Schwitzen kommen, sollten Sie Beutel mit mikroporöser Klebefläche verwenden, damit die Haut atmen kann und sich keine unangenehmen Schweißansammlungen bilden.
- Verwenden Sie einen Schutzbezug oder Beutel mit Vlies, damit unterhalb des Beutels keine Hautreizung durch den Schweiß auftreten kann.
- Änderungen der Versorgungsmaterialien sollten Sie vor dem Urlaub zu Hause erproben. Die Reise eignet sich nicht für Experimente.
- Die Stomaversorgungsartikel sollten kühl und trocken aufbewahrt werden. Bei extremer Hitze, Feuchtigkeit oder Trockenheit kann der Klebstoff reagieren und seine Haftfähigkeit verlie-

ren. Die Beutel sollten nicht über längere Zeit starker Sonnenbestrahlung ausgesetzt werden. Eine Lagerung auf der Fensterbank sollte vermieden werden!

- Lassen Sie ihre schweren Koffer lieber andere tragen; benutzen Sie bevorzugt Rollenkoffer, die Sie nicht zu tragen brauchen. Nehmen Sie Ihre Enkel beim Empfang nicht allzu abrupt auf die Arme. Schonen Sie Ihre Bauchmuskulatur, damit es nicht zu einem Bruch kommt.
- Das »ILCO-Stomawörterbuch« in 10 Sprachen kann auf Reisen sehr nützlich sein, denn die meisten stomabezogenen Begriffe stehen in keinem normalen Wörterbuch. Sie können dieses Wörterbuch über die ILCO (siehe Adressenteil) beziehen.
- Notieren Sie sich die Adressen und Telefonnummern der jeweiligen ILCO Ihres Reiselandes (siehe Adressenteil).

## 3. *Darf ich Fernreisen, z. B. nach China, unternehmen?*

Warum nicht; Sie sollten allerdings einige Vorsichtsmaßnahmen beachten!

- Nehmen Sie lieber mehr Material als üblicherweise notwendig mit, denn ungewohntes Klima und Nahrung können ungeahnte Folgen haben. Auch gibt es gerade in Ländern des Ostblocks häufig nicht die gewohnten Materialien.
- Irrigierende Patienten sollten sicherheitshalber während des Flugs, ja sogar während der ganzen Reise eine Beutelversorgung anlegen. Durch veränderte Druckverhältnisse, durch Aufregung und Flugangst sowie eventuelle Zeitverschiebung kann es zu plötzlichem Stuhlgang kommen. Während des Fluges sollten Sie immer »für den äußersten Notfall« entsprechend ausgerüstet sein.
- Seien Sie sich bewußt, daß in vielen Restaurants, auf Flughäfen, auf Bahnhöfen, in Zügen oder auf Schiffen nicht immer Toiletten europäischer Art vorhanden sind. Wenn Sie irrigieren, empfehle ich Ihnen die Anschaffung eines Irrimatic-Gerätes.

## 4. *Sind auf Reisen besondere diätetische Gesichtspunkte zu berücksichtigen?*

Seien Sie vorsichtig mit dem Genuß von alkoholischen Getränken und scharf gewürzten Speisen! Vorsicht auch vor zu kalten Getränken, da sich sonst eine »durchschlagende« Wirkung ergeben könnte.
Als Stomaträger müssen Sie damit rechnen, daß es durch den Reisestreß, eventuell auch durch die Zeitverschiebung, durch die andere Umgebung und durch die andere Ernährung zu einer Veränderung des Stuhlverhaltens kommt.
Liegt Ihr Ziel in südlichen oder tropischen Ländern, sollten Sie besonders den Flüssigkeits- bzw. Elektrolytbedarf beachten (mindestens 2 Liter täglich und 6 bis 9 Gramm Kochsalz täglich). Vermeiden Sie eiskalte Getränke, da diese zum einen nur sehr kurzfristig den Durst löschen und andererseits Magen- und Darmbeschwerden verursachen können. Wesentlich gesünder und auch durstlöschender sind warme Kräuter- und Früchtetees in kleinen Schlukken. Dadurch kühlt der Körper leicht ab, ohne daß der Kreislauf belastet wird.
Mit viel Fett zubereitete Gerichte werden schwer verdaut und führen zu stark riechenden Stühlen.

## 5. *Ich fliege in eine Gegend mit relativ niedrigem Hygienestand und angeblich schlechter Wasserversorgung. Soll ich für die Irrigation statt Leitungswasser destilliertes Wasser oder Mineralwasser nehmen?*

Destilliertes Wasser brauchen Sie für die Irrigation nicht zu nehmen. Wenn Sie ganz sicher gehen wollen, so nehmen Sie Mineralwasser; allerdings ohne Kohlensäure. Achten Sie darauf, das Wasser vorher auf Körpertemperatur zu bringen. Einige meiner Patienten nehmen zum Anwärmen des Wassers deswegen einen Tauchsieder mit. In der Regel ist das jedoch nicht notwendig.

## 6. *Ich möchte gerne nach Kenia (oder in die Tropen) in Urlaub fahren. Auf welche Besonderheiten muß ich achten?*

Irrigierende Stomaträger sollten immer eine Ersatzbeutelversorgung mitnehmen. Die Beutel müssen kühl gelagert werden. Dies trifft insbesondere auf Karaya-Artikel zu, denn Karaya ist stark feuchtigkeitsanziehend. Ich empfehle Ihnen, auf Produkte zurückzugreifen, die gegen Feuchtigkeit und Wärme widerstandsfähiger sind als Karaya.
Beutelträger neigen in feuchter Hitze zu verstärkter Transpiration und zu Hautausschlag um das Stoma herum. Dies ließ sich früher nur dadurch vermeiden, daß ein Läppchen oder Leinen zwischen Beutel und Haut gelegt wurde. Heute bieten manche Firmen Beutel mit darunterliegendem Vlies an, die in tropischen Ländern geeigneter sind als die blanken Beutel.

## 7. *Kann ich beim Autofahren einen Sicherheitsgurt tragen?*

Ein Gurt, der sich über das Stoma legt, kann die Versorgung unangenehm einschnüren. Sollte durch Ihren Gurt tatsächlich ein Druck auf das Stoma ausgeübt werden, empfiehlt sich die Auflage eines Stomaschutzschildes. Es schützt Ihr Stoma beim Autofahren vor zu starkem Druck durch den Sicherheitsgurt.
Das Schutzschild ist mit einem nicht rutschenden weichen Schaumstoff ausgekleidet und besitzt in der Mitte eine Höhlung, unter der das Stoma gegen jeglichen Druck von außen geschützt liegt.

Wer sich von der Anschnallpflicht befreien lassen will, muß dies bei der jeweils zuständigen Straßenverkehrsbehörde beantragen. Dem Antrag muß eine ärztliche Bescheinigung beigelegt werden, in der ausdrücklich die Gründe für die Befreiung der Gurtanschnallpflicht dargelegt werden.

## *8. Was mache ich mit den gebrauchten Beuteln, wenn ich auf Reisen bin?*

Die Entsorgung der Beutel kann tatsächlich ein Problem sein. Ob die von einer Firma angebotenen Symphonybeutel tatsächlich sorglos in die Toilette geworfen und entsorgt werden können, wird von einigen bestritten. Sicher ist jedoch, daß diese Beutel sich ökologischer als andere entsorgen lassen.
Für diejenigen, die eine andere Beutelversorgung benutzen, empfiehlt sich folgendes Vorgehen:
Wenn der Stuhl nicht zu fest ist, drückt man den größten Teil durch die kleine runde Öffnung in die Toilette. Bei Ausstreifbeuteln geschieht dies natürlich wesentlich problemloser als bei Einmalbeuteln. Danach streicht man die Haftfläche glatt, so daß der Beutel wieder geruchsdicht verschlossen ist. Dann steckt man den Beutel in einen Hygienebeutel, wickelt ihn nochmals in Zeitungspapier und legt das Päckchen in den Abfalleimer oder in die Mülltonne.

## *9. Ich möchte gerne eine Reise unternehmen, während der ich allerdings häufig das Hotel wechseln muß. Ich irrigiere. Habe ich Besonderheiten zu beachten?*

Die Hauptbedingung ist, daß Sie eine eigene und genügend große Toilette haben, in der Sie die Irrigation wie gewohnt vornehmen können. Bedenken Sie, daß Sie in Hotels eine Vorrichtung zum An-

bringen des Flüssigkeitsbeutels brauchen. Unter Umständen werden Sie improvisieren müssen.
Sicherheitshalber sollten Sie sich einen stabilen Draht oder einen S-Haken besorgen, der sich überall irgendwie einhängen läßt; sei es am Duschvorhang, am Fenster- oder Türsims, am Wasserkasten oder selbst am Spiegel der Toilette. Sie können sich auch eine Saugvorrichtung besorgen, ähnlich wie sie Glaser beim Transportieren großer Scheiben benutzen. Eine derartige Halterung läßt sich für den vollen Wasserbehälter ohne Schwierigkeiten an allen möglichen glatten Stellen (Kacheln, Holz, Spiegel etc.) einer jeden Toilette in beliebiger Höhe aufhängen.
Zu überlegen wäre, ob Sie sich ein Irrimatic-Gerät besorgen. Dies macht Sie unabhängig von den verschiedenen möglichen Halterungen und den elektrischen Anschlüssen. Sie haben keine Standprobleme. Von der Industrie werden spezielle Irrigationssets in neutralen abwaschbaren Toilettenbeuteln angeboten. Sie ermöglichen es, daß auf Reisen immer alle Versorgungsartikel griffbereit zur Verfügung stehen.

## 10. *Ich bin ein Theater- und Opernfreund, wage mich jedoch wegen der Angst vor einer Geräusch- und Geruchsentwicklung nicht mehr in das Theater. Wie kann ich das Risiko einer Geräusch- und Geruchsentwicklung reduzieren?*

Irrigierende Patienten haben das geringste Komplikationsrisiko. Durch Irrigation und durch eine geschickte Ernährung können Sie Verdauungskomplikationen so reduzieren, daß Sie unbesorgt ins Theater gehen können.
Vor dem Theater empfiehlt es sich, eine leichte und etwas stopfende Mahlzeit einzunehmen; also geröstetes Brot, Toast, Butter, wenig Aufschnitt (magere Streichwurst), Marmelade oder Honig mit Pfefferminztee, Kakao oder Brühe mit Reis- oder Teigwarenbeilagen

und Brötchen. Schokolade und Konfekt sind unbedenklich, ebenso ein Glas Rotwein oder Kognak. Fruchtsaft, insbesondere Apfelmost, Bohnenkaffee und Nikotin regen dagegen den Darm meist an und können die von Ihnen befürchteten Beschwerden provozieren.

## *11. Welche Vorteile hat das Irrimatic-Gerät?*

Es handelt sich bei dem Irrimatic-Gerät (Biotrol-Irrimatic Medicare Pfrimmer) um einen Wasserbehälter mit elektrisch betriebener Pumpe. Das Gerät kann sowohl mit Akku als auch mit Batterie betrieben werden. Das Aufladen des Akkus kann am Netz, aber auch an der Autobatterie erfolgen. Es eignet sich somit sogar für Campingfreunde.

Mehrere Vorteile zeichnen das Irrimatic-Gerät aus:

- Der Irrigator baut den erforderlichen Stuhldruck unabhängig von der Aufstellhöhe selbständig auf. Somit entfällt für den Benutzer die Suche nach einer geeigneten Aufhängevorrichtung, die bei den anderen Irrigationssystemen vorhanden sein muß.
- Das Gerät kann überall hingestellt werden, wo sich gerade ein Platz anbietet; sei es auf dem Fußboden, dem Toilettenkasten oder einer Fensterbank. Bei einem tieferen Standort kann allerdings Luft in den Schlauch kommen, wenn der Stomakegel aus dem Stoma herausgenommen wird oder keinen festen Sitz im Stoma hat. Die wiederaufladbare Batterie und die damit verbundene Unabhängigkeit vom öffentlichen Stromnetz erweitert die Einsatzmöglichkeit von Irrimatic-Geräten auf ungewöhnliche Aufenthaltsorte.
- Durch die stufenlose Einstellbarkeit des Spüldrucks ist gewährleistet, daß immer ein ausreichender Druck zur Verfügung steht.
- Man kann auf die Fallhöhe des Wasserbeutels verzichten. Er braucht also keine Aufhängung. Auch läuft das Wasser gegenüber den anderen klassischen Irrigatoren häufig wesentlich besser ein. Die Handhabung ist äußerst einfach.

- Die leichtere Handhabung der Irrigation und die Zeitersparnis bedeuten für die Betroffenen einen Gewinn an Lebensqualität.
- Die Kosten werden im allgemeinen von den Krankenkassen übernommen, da das Irrimatic-Gerät länger haltbar und so im Endeffekt kostengünstiger ist als das herkömmliche Irrigationsset. Das Irrimatic-Gerät ist verschreibungspflichtig!

## 12. *Kann ich in die Sauna gehen?*

Bei Colostomaträgern – erst recht, wenn sie irrigieren – bestehen nur geringfügige Einschränkungen. Eine Kappe oder ein Stomaverschlußsystem mit Stöpsel reichen bei ihnen häufig aus. Beutelträger sollten statt eines Karaya-Hautschutzes einen synthetischen Hautschutz verwenden, da Karaya sehr stark wasseranziehend ist und sich auflösen kann.

Relativ unauffällig ist eine Stomakappe, die jedoch nur von Colostomaträgern getragen werden kann. Für Ileostomaträger empfiehlt sich ein Minibeutel und genügend Ersatzbeutel, damit die Versorgung eventuell gewechselt werden kann. Im übrigen kann die Versorgung durch ein Handtuch etwas verdeckt werden. Manche Ileostomaträger tragen eine Badehose oder eine Radlerhose.

Ob Ihre Versorgung dem Saunagang oder auch einem Schwimmbadbesuch standhält, können Sie zu Hause in der Badewanne testen.

Sollten Hautschutzmaterialien zu leicht aufweichen, können Sie die Ränder mit wasserfestem Pflaster überkleben.

Bei Ileostomaträgern bin ich mit der Empfehlung zu saunen nicht nur wegen des unsicheren Stomaschutzes, sondern auch wegen der starken Hitzeentwicklung zurückhaltend. Ileostomaträger reagieren ja häufig wesentlich empfindlicher auf Wasser- und Mineralienentzug. Grundsätzlich können Ileostomaträger jedoch auch saunen!

## *13. Darf ich Gartenarbeiten verrichten?*

Im Prinzip ja. Meiden Sie jedoch Arbeiten, die die Bauchmuskulatur stärker beanspruchen (z. B. Umgraben oder Tätigkeiten in ständig ungünstiger Haltung wie z. B. Bücken oder Hocken). Vergessen Sie nicht, die Leibbinde anzulegen, falls Sie eine haben. Bücken Sie sich weniger und gehen Sie stattdessen lieber in die Hocke. Das gilt übrigens grundsätzlich, wenn Sie etwas vom Boden aufheben wollen!

## *14. Welche Kleidung empfehlen Sie?*

Im allgemeinen benötigt der Stomaträger keine spezielle Kleidung, sondern kann sich vielmehr genauso anziehen wie Nichtbetroffene. Die modernen Versorgungen sind so flach und unauffällig, daß sie sich sogar unter enger Kleidung oder unter einem Badeanzug nicht abzeichnen.
Frauen sollten lediglich bei der Wahl der Miederwaren Vorsicht walten lassen und keine Hüfthalter mit unbiegsamen Leisten und Spangen tragen, die auf das Stoma drücken. Corsagen können von Bandagisten mit einem Lochausschnitt für das Stoma umgearbeitet werden.
Je nach Lokalisation des Stomas ist es für Männer sinnvoll, statt eines Gürtels Hosenträger zu bevorzugen.

## *15. Gibt es eine spezielle Beutelversorgung für Sporttreibende?*

Nein, eine solche spezielle Versorgung ist nicht notwendig. Es gibt jedoch kleine, wenig auffällige Beutelversorgungen für die Kurzzeitversorgung. Irrigierende Patienten, die nur eine Stomakappe tragen, sind natürlich bei der Sportausübung wesentlich weniger behindert als Beutelträger.

## *16. Von welchen Sportarten ist abzuraten?*

Hierzu gehören vor allem Sportarten, bei denen die Bauchmuskulatur stark beansprucht wird, also z. B. Gewichtheben, Rudern, Ringen. Bei Mannschafts- und Ballsportarten bzw. immer dann, wenn das Stoma gefährdet ist, sollte eine Prolapsplatte getragen werden. Sie schützt das Stoma vor einer Verletzung, ohne zu behindern. Derartige Prolapsplatten sind im Sanitätsfachhandel erhältlich.

## *17. Darf ich schwimmen?*

Nichts spricht dagegen! »Ein gut versorgtes Stoma ist eine hygienisch sauberere Angelegenheit als ein schlecht abgeputzter Po unter der Badehose.«
Sie können sicherheitshalber Beutel oder Kappen mit Hautschutz ohne Kleberand rundherum mit Pflasterstreifen abdichten, damit diese nicht an den Rändern aufweichen. Wenn der Filter naß wird, verliert er seine Funktionsfähigkeit. Dem können Sie vorbeugen, indem Sie den Filter mit einem wasserfesten Klebestreifen überkleben. Der Kohlefilter-Versorgungsbeutel sollte abgeklemmt werden. Das Stoma muß absolut dicht verschlossen sein. Beutel, die nur eine Karaya-Ringscheibe abdichten, sind ungeeignet, da sich das Karaya-Harz mit Wasser vollsaugt und dann auflöst. Wenn man eine möglichst entleerungsfreie Zeit zum Schwimmen wählt, genügt ein kleiner Beutel oder eine Stomakappe als Versorgung.
Einige Firmen bieten spezielle Beutelsysteme mit Filtern an, die selbst im feuchten Milieu noch zuverlässig abdichten.
Sollten Sie unsicher sein, wie Ihre Versorgung beim Schwimmen reagiert, so testen Sie die Beständigkeit am besten zu Hause bei einem warmen Wannenbad!
Übrigens können Sie im Fachhandel spezielle Badekleidung für Stomapatienten erwerben. Diese speziellen Badeanzüge und Badehosen kaschieren den Stomabeutel auch dann, wenn er etwas gefüllt ist. Bei Badeanzügen für Damen darf der Beinausschnitt nicht zu

hoch sein. Für Herren sind Boxershorts oder auch durchgehende Badeanzüge »im Stil der 30er Jahre« sinnvoll. Manche Kassen zahlen die Kosten oder geben Zuschüsse hierfür. Besprechen Sie vor dem Kauf die Kosten mit Ihrer Kasse.
Wenn Sie ein Ileostoma zu versorgen haben, so sollten Sie einen Ausstreifbeutel mit mikroporöser Klebefläche oder ein zweiteiliges System mit einer Basisplatte verwenden. Sie besitzen einen Kleberand, der absolut wasserdicht ist.

## 18. *Darf ich Ski fahren?*

Sie sollten nicht gerade in den ersten Wochen nach der Operation auf die Bretter steigen – ansonsten ist gegen Alpinski und Langlauf nichts einzuwenden. Beim Après-Ski sollten Sie allerdings auf hochkonzentrierte Schnäpse verzichten!

## 19. *Darf ich radfahren?*

Warum nicht? Wenn die hintere Wunde verheilt ist, können Sie ca. 3 Monate nach der Operation wieder fahrradfahren. Vorher sollten Sie auf das Radfahren verzichten, da die Haut an der Analfalte einreißen kann. Radfahren ist strikt verboten, wenn die hintere Wunde noch nicht abgeheilt ist. Zumindest zu Anfang empfiehlt sich ein breiter Sattel.
Es gibt Spezialfahrradsättel für diejenigen mit Sitzbeschwerden. Diese »gepolsterten Doppelsitzschalen« sind individuell verstellbar und passen sich der Sitzfläche an. Eine Reibung entfällt.
Sie sind zu erhalten unter anderem über: Gerd Rauen, Rosenhügeler Straße 37, 42849 Remscheid.

## 20. *Wenn ich mich beim Sport anstrenge, kommt Stuhl seitlich unter der Klebefolie durch.*

Das sollte nicht sein! Stimmt die Beutelgröße noch? Weicht der Karaya-Ring oder das Hautschutzmaterial auf, z. B. wegen der Schweißbildung oder der Hitze?
Ist die Stomaumgebung bei Ihnen uneben oder vernarbt und durch Stomapaste nicht genügend ausgeglichen?
Ist vielleicht die Versorgung mit einer konvexen Basisplatte vorteilhafter?

## 21. *Wie ist der Versicherungsschutz bei einer Urlaubsreise ins Ausland?*

Für Mitglieder der gesetzlichen Krankenkassen besteht in den EG-Ländern und Staaten, mit denen die Bundesrepublik Deutschland ein Sozialversicherungsabkommen abgeschlossen hat, ein Versicherungsschutz. Dieser ist unabhängig davon, ob es sich um eine akute oder chronische Krankheit handelt. Die anfallenden Krankheitskosten werden also von den Krankenkassen bei Vorlage der Rechnung zurückerstattet. Im übrigen Ausland besteht kein Versicherungsschutz. Eine Kostenerstattung, etwa einer Arztrechnung aus dem Urlaub in diesen Ländern, ist also nicht möglich. Eine Ausnahme besteht dann, wenn Sie privat eine entsprechende Auslandsversicherung abgeschlossen haben!
Vor Antritt der Reise sollten Sie sich eine sogenannte Anspruchsbescheinigung für das betreffende Land besorgen. Trotz dieser Anspruchsbescheinigung kann es vorkommen, daß nicht alle Kosten voll abgedeckt werden. Dies liegt daran, daß der Umfang der Leistungen in den verschiedenen Ländern unterschiedlichen Regelungen und Bewertungen unterworfen ist. So ist z. B. in einigen Ländern eine Selbstbeteiligung üblich, die auch der deutsche Patient zu übernehmen hat. Auch erkennen viele Ärzte in Tourismuszentren häufig die Anspruchsbescheinigung nicht ohne vorherige Barzah-

lung an. Auch hier richtet sich der Versicherungsschutz nach den Rechtsvorschriften des Gastlandes, d. h., daß nur die dort geltenden Sätze nach Vorlage der Rechnung bei der Krankenkasse zu Hause erstattet werden. Auch dürfen die gesetzlichen Krankenversicherungen nicht die Kosten eines eventuell medizinisch notwendigen Rücktransportes übernehmen.
Grundsätzlich sollten Sie als Stomaträger sicherheitshalber eine private Auslandsreise-Krankenversicherung abschließen. Diese ist in der Regel nicht teuer.

## 22. *Ist während des Krankengeldbezuges ein Urlaub im In- oder Ausland möglich?*

Auch während des Krankengeldbezuges ist ein Urlaub möglich. Die Zustimmung der Krankenkasse ist nur dann einzuholen, wenn er im Ausland verbracht werden soll.
Die Krankenkasse gibt nur dann ihre Zustimmung, wenn der Urlaub vom behandelnden Arzt befürwortet wird, also eine Verschlechterung des Krankheitszustandes nicht zu erwarten ist.

## 23. *Die Ausstattung und der hygienische Zustand einiger Toiletten in den Autobahnraststätten läßt sehr zu wünschen übrig, wohingegen einige der Behindertentoiletten sehr großzügig ausgestattet sind. Gibt es ein Verzeichnis der zu empfehlenden Autobahnraststätten? Wo kann ich einen Schlüssel für sie erhalten, ohne den »Umweg« über den Tankstellenkiosk nehmen zu müssen?*

Im allgemeinen sind die Behindertentoiletten geräumig und mit Ablagemöglichkeiten und Waschbecken versehen. Sie können eine

Liste der bundesdeutschen Autobahnraststätten mit Behindertentoiletten über die Gesellschaft für Nebenbetriebe der Bundesautobahn, Poppelsdorfer Allee 24, Postfach 1646, 53115 Bonn, Telefon 02 28–70 90, erhalten.
In der Regel müssen Sie den Schlüssel für diese Behindertentoiletten an der jeweiligen Tankstelle gegen Hinterlassung eines Pfandes abholen. Sie können allerdings auch einen für alle Behindertentoiletten bundesdeutscher Autobahnraststätten passenden Generalschlüssel erhalten (anzufordern bei: CBF Darmstadt, Fünfkirchner Straße 82, 64295 Darmstadt). Legen Sie der Anforderung eine Kopie des Schwerbehindertenausweises bei!

# 12 *Welche diagnostischen Maßnahmen sind in der Nachsorge notwendig? Wie macht sich eine Wiedererkrankung bemerkbar?*

Fragen zu Vor- und Nachsorgeuntersuchungen und zu Symptomen eines Krankheitsrückfalls

### 1. *Warum empfehlen Sie mir überhaupt Nachsorgeuntersuchungen? Der Chirurg hat mir doch versichert, daß der gesamte Tumor und die gefährdeten Lymphknoten entfernt wurden. Im übrigen würde ich sowieso keiner neuen Operation zustimmen, falls etwas festgestellt werden sollte.*

Ein Risiko mehr oder minder großen Ausmaßes ist immer vorhanden. Eine Abschätzung dieses Risikos ist allerdings bei Kenntnis der Prognosefaktoren – und auch dann nur mit einer ungefähren Wahrscheinlichkeit – möglich. Kein Arzt – auch nicht Ihr operierender Chirurg – kann Ihnen eine 100%ige Sicherheit geben.

Bei sehr kleinen Tumoren (T1), die lediglich die Schleimhaut betreffen, ist das Risiko einer Wiedererkrankung sehr gering. Es liegt unter 5 %. Hatte der Tumor hingegen die Darmwand schon durchbrochen und waren anliegende Organe befallen, erhöht sich das Risiko.

Die Krebsnachsorgeuntersuchungen sind unter anderem darauf ausgerichtet, Rezidive oder Metastasen möglichst frühzeitig zu erkennen. Viele andere Gründe sprechen zusätzlich für die Notwendigkeit von Nachsorgeuntersuchungen:

- Erkennung und Behandlung von Operationsfolgestörungen, wie Schwierigkeiten beim Stuhlgang und Wasserlassen (z. B. Inkontinenz), Störungen der Sexualität (z. B. Impotenz) oder Auswirkungen der Medikamente auf z. B. Herz und Kreislauf oder Blut.
- Früherkennung eventueller Zweiterkrankungen, Tumorprophylaxe und Beratung für richtige Verhaltensweisen, allgemeine Vorsorgemaßnahmen.
- Sozialrechtliche Beratung und Einleitung von Hilfen, Beratung bei eventuellen beruflichen Problemen.
- Beratung bei eventuellen psychischen, familiären Problemen, Beratung und Information von Angehörigen.
- Rezeptur der für die Stomaversorgung notwendigen Artikel.

## 2. *Wie kommt es, daß manche Patienten mit Mastdarmkrebs schon nach so kurzer Zeit, andere hingegen viele Jahre, ja Jahrzehnte keinen Rückfall bzw. Metastasen bekommen? Hängt das mit der Therapie zusammen oder mit der Sorgfalt der Nachsorgeuntersuchungen?*

Ob eine Wiedererkrankung (Rezidiv oder Metastasierung) erfolgt oder ob es schon sehr bald oder erst nach vielen Jahren zu einem Rückfall kommt, hängt von vielen Faktoren ab. Diese Faktoren nennt der Mediziner Risiko- bzw. Prognosefaktoren. Zu ihnen zählen unter anderem die Tumorgröße, die Tumorausdehnung (TNM), die Lokalisation des Tumors, die Ausreifung des Tumorgewebes (Grading), die Art und Radikalität der durchgeführten Behandlung. Von Bedeutung kann auch sein, ob gute oder schlechte Körperabwehrkräfte oder Zweiterkrankungen vorliegen.

Statistisch haben diejenigen Patienten, bei denen der Tumor auf die Darmschleimhaut begrenzt war, eine beinahe so hohe Lebenserwartung wie gesunde Menschen. Voraussetzung ist allerdings, daß sie vernünftig leben und die Nachsorgeuntersuchungen regelmäßig durchführen lassen. Die Nachsorgeuntersuchungen sind bei diesen Patienten eher Vorsorgeuntersuchungen.
Es ist ein Mißverständnis zu glauben, daß durch sorgfältige Nachsorgeuntersuchungen eine Wiedererkrankung hinausgeschoben werden kann. Schließlich handelt es sich ja nur um diagnostische und nicht um therapeutische Maßnahmen. Die Nachsorgeuntersuchungen haben lediglich zum Ziel, eine eventuelle Wiedererkrankung zum frühestmöglichen Zeitpunkt zu erkennen, um sie leichter und erfolgreicher behandeln zu können.

## 3. *Wie häufig sollten Nachsorgeuntersuchungen vorgenommen werden? Welche Untersuchungen sind notwendig?*

Diesbezüglich lassen sich keine pauschalen Empfehlungen abgeben. Je nach Bösartigkeit des Turmorgewebes, Beschwerdebild, aber auch Therapiefolgestörungen und anderen Problemen sind nämlich unterschiedliche Untersuchungen notwendig. Dennoch gibt es ein Basisuntersuchungsprogramm. Hierzu gehören Arztbesuche in mindestens dreimonatigen Abständen im ersten, in viermonatigen Abständen im zweiten Jahr und danach in zwölfmonatigen Abständen. Kontrollen müssen dann ein Leben lang mindestens einmal jährlich durchgeführt werden.
Das Basisprogramm beinhaltet ein ausführliches »Frageprogramm des Arztes«, die körperliche Untersuchung, die Inspektion des Stomas und der hinteren Wunde, Blutuntersuchungen einschließlich der Bestimmung der Tumormarker und Ultraschalluntersuchungen. Ein Darmspiegelung und eine Röntgenuntersuchung der Lunge sollten einmal jährlich erfolgen. Viele Ärzte empfehlen eine einmalige computertomographische Untersuchung des kleinen Beckens ca. 2 bis 3 Monate nach der Operation.

## 4. *Soll ich die Nachsorgeuntersuchungen im Krankenhaus, bei meinem Hausarzt oder bei einem Fachmann (z. B. Onkologen oder Gastroenterologen) vornehmen lassen?*

Leider gibt es gar nicht so viele Ärzte, die sich in der Tumor- und Stomaproblematik auskennen und die die notwendigen Untersuchungsmethoden beherrschen. Wichtig ist, daß Sie Vertrauen zu dem nachsorgenden Arzt haben. Grundsätzlich können Sie natürlich jeden Arzt, auch Facharzt, Ihres Vertrauens aufsuchen! Dies gilt allerdings häufig nicht für die Behandlung bei Klinikärzten, da diese ja in erster Linie für die Krankenhausbehandlung zuständig sind und von den gesetzlichen Krankenkassen häufig nicht für die ambulante Versorgung zugelassen sind. Privatpatienten haben in der Regel allerdings auch die Möglichkeit, diese Ärzte in den Akutkrankenhäusern oder Krebsnachsorgekliniken aufzusuchen.

## 5. *Ich erhielt von meinem Arzt einen Tumornachsorgepaß ausgehändigt. Welchen Zweck hat dieser Paß?*

In diesem Paß sind wesentliche Daten Ihrer Erkrankung, Ihrer Erkrankungsgeschichte und die Untersuchungsergebnisse festgehalten. Einer der Hauptgründe für die Einführung derartiger Tumorpässe ist die Vorstellung, daß die Behandlungschancen um so größer sind, je früher eine Wiedererkrankung erkannt wird. Ein anderer Vorteil ist, daß gleichzeitig mitbehandelnde Ärzte sich sehr schnell über schon erfolgte Untersuchungen informieren können und so unnötige Mehrfachuntersuchungen unterbleiben.
Im allgemeinen stellt der Krankenhausarzt den Paß aus. Falls dies nicht geschehen ist, so bitten Sie Ihren Hausarzt darum. Er kann ihn ggf. bei seiner kassenärztlichen Vereinigung oder bei der Deutschen ILCO anfordern (siehe Adressenteil).

Bei der Deutschen ILCO ist auch ein Stomapaß erhältlich. Er enthält Anleitungen zu Untersuchungen, die zur rechtzeitigen Erkennung von Komplikationen dienen, die als Folge der Stomaoperation auftreten können. Auch dieser Paß ist kostenlos. Für Sie ist dieser Stomapaß eine Art Fahrplan, der Sie an die Einhaltung der Nachsorgeuntersuchungstermine erinnern soll. Sie sollten diese Termine sehr genau einhalten, um nicht Wesentliches zu verpassen!

## 6. *Obwohl ich sehr schlechte Venen habe und auch unter Blutarmut leide, drängt der Arzt bei jeder Nachuntersuchung auf eine Blutentnahme. Ist das wirklich nötig?*

Im Blut müssen unter anderem die Tumormarker regelmäßig bestimmt werden, damit eine Wiedererkrankung möglichst frühzeitig erkannt und behandelt werden kann. Gleichzeitig werden auch andere Untersuchungen vorgenommen. So werden die in der Leber produzierten Enzyme und die Nierenfunktionswerte bestimmt. Sind diese Werte erhöht, so besteht der Verdacht einer Schädigung dieser Organe.
Wichtig ist – und das trifft nicht nur auf die Laboruntersuchungen zu –, daß überflüssige Mehrfachuntersuchungen unterbleiben. Wenn Sie von anderen Ärzten mitbetreut werden oder z. B. in eine Nachsorgeklinik kommen, so denken Sie mit daran, daß dort schon bei der Aufnahmeuntersuchung die Ergebnisse der letzten Blut-, Röntgen- und Ultraschalluntersuchungen bzw. der Darmspiegelung vorliegen! Denken Sie auch an den Grundsatz, daß Ihnen nur dann kompetenter Rat und Hilfe zukommen können, wenn alle Unterlagen über Ihre Erkrankung, über die bisherige Therapie und die Untersuchungsergebnisse zur Verfügung stehen.

## 7. *Was versteht man unter Tumormarkern, und welche Tumormarker sollte ich in der Nachsorge kontrollieren lassen?*

Unter Tumormarkern versteht man Substanzen, die von Krebszellen in die Blutbahn abgegeben werden und die dort laborchemisch nachgewiesen werden können. Es gibt hunderte verschiedener Tumormarker, die bei der Suche nach Karzinomherden empfohlen werden. In der Darmkrebsnachsorge haben die meisten von ihnen jedoch nur einen beschränkten Wert. Die bekanntesten und bewährtesten Tumormarker in der Darmkrebsnachsorge sind das carzino-embryonale Antigen (CEA) und der monoklonale Antikörper Ca 19-9.

Es handelt sich auch bei letzteren um relativ unspezifische und wenig empfindliche Tumormarker. Unspezifisch heißt, daß diese Tumormarker auch bei gutartigen Erkrankungen und aus anderen Gründen erhöht sein können. Wenig empfindlich heißt, daß sie trotz Wiedererkrankung manchmal unauffällig und in der Blutbahn nicht nachweisbar sein können.

Tumormarker eignen sich sowohl zur Rezidivfrüherkennung als auch zur Verlaufsbeurteilung und Überprüfung des Therapieerfolges. Kommt es beispielsweise zu einer Erniedrigung der Tumormarker während einer Chemotherapie, so kann man von einem Ansprechen des Tumors auf diese Therapie ausgehen. Die Therapie sollte dann fortgeführt werden! Reagieren die Tumormarker hingegen nicht, ja steigen sie sogar an, so erübrigt sich eine Weiterführung der Therapie. Möglicherweise muß eine andere Therapie gewählt werden.

Um »falsche« und für den Patienten höchst beunruhigende Werte zu vermeiden, darf immer nur ein bestimmtes Testverfahren angewandt werden. Achten Sie darauf, daß die Klinikärzte auch Name und Hersteller des jeweils verwendeten Nachweistests in den Nachsorge- bzw. Stomapässen vermerken. Je nach Hersteller können nämlich unterschiedliche Angaben von Grenzwerten bestehen!

## 8. *Die Darmspiegelung ist eine zeitaufwendige und auch belastende Prozedur. Reichen engmaschige Tumormarkerkontrollen nicht aus?*

Nein, auf keinen Fall! Die Tumormarker CEA und Ca 19-9 sind zwar empfindliche Rezidivindikatoren, ihre Empfindlichkeit darf aber nicht überschätzt werden.
Noch nicht einmal 5 % der im Darmrohr gelegenen Rezidive gehen mit einer verdächtigen CEA-Erhöhung einher, wohingegen bei weit mehr als 50 % der außerhalb des Darms gelegenen Rezidive die Tumormarker erhöht sind.
Mit der Darmspiegelung lassen sich beinahe 100 % aller im Darmrohr gelegenen Rezidive feststellen. Erkrankungen außerhalb des Darms lassen sich durch die Spiegelung allerdings nicht feststellen. Hier sind die Tumormarkeruntersuchungen zuverlässiger.
Im übrigen ist die Darmspiegelung bei Stomapatienten so gut wie gar nicht belastend. Da in der Regel ja der Mastdarm und die Sigmaschlinge wegfallen, sind ein problemloses Einführen und eine Durchspiegelung des Restdarms sehr einfach und schmerzlos.

## 9. *Die Nachsorgeuntersuchungen sind immer sehr lästig und nehmen viel Zeit in Anspruch. Meist sehe ich den Arzt auch nur sehr kurze Zeit und vergesse dann in der Hektik, die mich zu Hause immer bedrängenden Fragen zu stellen bzw. auf Fragen des Arztes ausreichend zu antworten.*

Vielleicht helfen hier folgende Verhaltensvorschläge:

- Sie sollten sich für alle Fälle die Telefonnummer des behandelnden Arztes aufschreiben.
- Sie sollten sich grundsätzlich vor dem Arztbesuch erkundigen, wann er Sprechstunde hat und ob er nicht seine Tumor- bzw.

Stomapatienten zu einem bestimmten Termin bestellt. Lassen Sie sich nach Möglichkeit einen festen Termin geben!

- Merken Sie sich Ihren nächsten Arzttermin! Halten Sie in Ihrem eigenen Interesse alle Nachsorgetermine gewissenhaft ein!
- Machen Sie sich ruhig vor dem Arztbesuch Notizen, damit Sie nichts vergessen! Oft fällt einem das Wichtigste ja erst dann ein, wenn man wieder zu Hause ist. Je präziser Sie dem Arzt Auskunft geben bzw. Ihre Beschwerden schildern können, desto mehr Zeit hat er für andere wesentliche Untersuchungen oder Gespräche mit Ihnen.
- Sagen Sie dem Arzt, ob Gewichtsveränderungen oder Schmerzen – auch rheumatischer Art – aufgetreten sind! Wenn Sie Schmerzen haben, so beschreiben Sie ihm die Lokalisation und die Art der Schmerzen (dumpf, scharf, kolikartig, ausstrahlend)!
- Sagen Sie dem Arzt, ob Änderungen des Stuhlgangs eingetreten sind, wie z. B. Verstopfung oder Durchfall! Haben Sie gelegentlich Stuhldrang, ohne daß Stuhl kommt? Haben Sie Blut im Stuhl festgestellt? Sind bei Ihnen Schmerzen im Becken, vor allem im Steißbeinbereich, aufgetreten? Haben Sie Schmerzen oder Gefühlsstörungen in den Beinen? Haben Sie Schmerzen um den After herum?
- Welche Medikamente, Vitamintabletten oder ähnliches – auch Naturheilmittel und alternative (paramedizinische) Therapien – wenden Sie an?
- Antworten Sie dem Arzt möglichst genau und ehrlich! Lügen können unter Umständen gefährlich sein!
- Verwendet der Arzt medizinische Fachausdrücke, die Sie nicht verstehen, so fragen Sie ihn ruhig nach deren Bedeutung! Auch dem Arzt ist sehr an Ihrem Verständnis und Ihrer Mitarbeit gelegen.
- Verlangen Sie vom Arzt nicht eine bestimmte Behandlungsmethode oder bestimmte Medikamente, aber sagen Sie ihm offen, wenn Sie schlechte Erfahrungen mit bestimmten Arzneimitteln oder Behandlungsmethoden gemacht haben!
- Achten Sie mit darauf, daß Medikamente und Hilfsmittel nicht auf ein und dasselbe Rezept geschrieben werden!

- Wenn alle Untersuchungen abgeschlossen sind, lassen Sie sich das Wichtigste erklären! Dies betrifft auch die Verordnung.
- Halten Sie die Verordnungen des Arztes bezüglich der Medikamente und empfohlenen Verhaltensweisen ein! Sonst kann er sich bei den nachfolgenden Untersuchungen kein Bild von dem Erfolg der Behandlung machen.

## 10. *Empfehlen Sie eher den Test auf Blut im Stuhl, die Röntgenkontrastdarstellung oder die Spiegelung zum Ausschluß einer Wiedererkrankung im Darm?*

Die Untersuchung auf Blut im Stuhl reicht auf keinen Fall aus! Sie sagt lediglich etwas darüber aus, ob Blutbeimengungen im Stuhl sind. Bekanntlich können gutartige, aber auch bösartige Tumoren sowie Verletzungen der Darmschleimhaut leicht bluten. Grundsätzlich ist die Untersuchung auf Blut im Stuhl (Hämokkult-Test) jedoch zum Nachweis bösartiger Ansiedlungen wesentlich unempfindlicher als die Röntgenuntersuchung und erst recht als die Darmspiegelung.

Die Spiegelung hat den großen Vorteil, daß man mit ihr sowohl Veränderungen an der Schleimhaut des gesamten Darms erkennen als auch gleichzeitig eine Gewebeentnahme aus diesen Veränderungen für die mikroskopische Untersuchung vornehmen kann. Polypen können während dieser Untersuchung völlig abgetragen werden. Manchmal sind nur kleine Anteile der Polypen von Tumor befallen (Abbildung 19).

Mit der Röntgenuntersuchung hingegen, besonders der Röntgenkontrastdarstellung, lassen sich nicht nur Wandunregelmäßigkeiten, Einengungen oder Aussparungen, sondern auch Auffälligkeiten außerhalb der Schleimhaut durch indirekte Zeichen feststellen. Der Verlauf und die Beweglichkeit des Dickdarms, ggf. auch des Dünndarms, lassen sich mit ihr besser beurteilen als mit der Spiegelung.

Zusammenfassend läßt sich sagen, daß alle drei Untersuchungen Vor- und Nachteile haben und daß keine dieser Untersuchungen eine 100%ige Sicherheit zur Erkennung bietet.

## 11. *Welche Untersuchung ist zum Ausschluß einer Wiedererkrankung aussagekräftiger: die Ultraschalluntersuchung, die Rektumsonographie, die Computersonographie oder die Nuclear Magnetic Resonance (NMR)?*

Es handelt sich bei all diesen Maßnahmen um sehr aussagekräftige Untersuchungen, die sich in ihrer Aussagefähigkeit gegenseitig er-

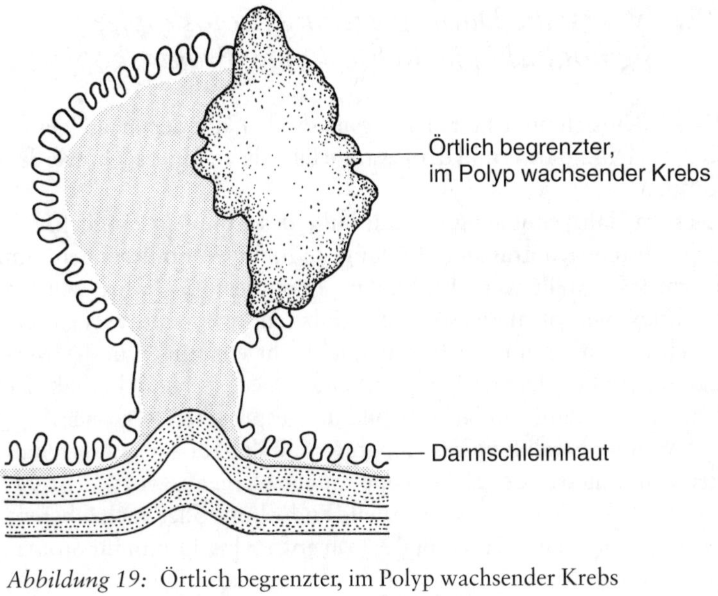


*Abbildung 19:* Örtlich begrenzter, im Polyp wachsender Krebs

gänzen und nicht etwa ersetzen können. Während mit der Ultraschalluntersuchung von der Bauchdecke her zwar sehr zuverlässig Änderungen an Niere, Leber und den oberen Harnwegen erkannt bzw. ausgeschlossen werden können, liegt der Vorteil der Endosonographie in der Beurteilung der in nächster Nähe des Darms gelegenen Lymphknoten.
Der große Vorteil der Computertomographie ist, daß auch entfernter gelegene Veränderungen gut beurteilt werden können. Sie ist die beste Untersuchungsmethode zum Nachweis von Lymphknotenmetastasen im kleinen Becken. Die NMR dient vorrangig zum Ausschluß von Metastasen in der Wirbelsäule und zur Abklärung verdächtiger Narbenbezirke. Häufig läßt sich nämlich nur schwer die Frage beantworten, ob bei der Mastdarmkrebsnachsorge sonographisch und computertomographisch auffällige Herde Narbengewebe oder Tumorabsiedlungen entsprechen. Hier kann das NMR möglicherweise weiterhelfen.

## 12. *Was ist die Darmspiegelung (Coloskopie, Sigmoidoskopie, Rektoskopie, Proktoskopie)?*

Es handelt sich um Untersuchungsmethoden, mit denen ein kleiner Teil des Dünndarms und der gesamte Dickdarm untersucht werden können.
Dies war jahrzehntelang nur mit Hilfe des Röntgens möglich, mit dem durch Kontrastmittelfüllung indirekt Veränderungen am Darm festgestellt werden konnten. Ende der 60er Jahre wurden hochflexible, von außen steuerbare Fiberendoskope entwickelt. Bei ihnen wird über ein Glasfaserbündel Licht von außen in den Verdauungstrakt geleitet; über ein zweites Glasfaserbündel erhält der Untersucher dann ein farbiges Bild der gespiegelten Regionen.
Die Weiterentwicklung der Apparatetechnik hat dazu geführt, daß der Durchmesser der Endoskope immer kleiner geworden ist. So werden heute in aller Regel spezielle Endoskope oder auch Fiberendoskope mit einem Durchmesser von etwa 9 bis 11 mm für Stomapatienten verwendet.

## *13. Wie erfolgt beim Stomaträger die Vorbereitung auf die Coloskopie? Wie geht die Coloskopie vor sich?*

Soll eine endoskopische Untersuchung vorgenommen werden, so muß vorher ein Reinigungseinlauf erfolgen. Dieser entspricht in etwa einer etwas gründlicheren Irrigation. Je sauberer der Darm ist, um so besser sind die Untersuchungsbedingungen und um so problemloser verläuft die Spiegelung.

In der Regel sind beim Stomapatienten weder eine Narkose noch eine Beruhigungsspritze erforderlich. Die Spiegelung geht bei ihnen nämlich wesentlich schneller, problemloser und schmerzfreier als bei gesunden Patienten.

Der Arzt tastet zuerst das Stoma mit den Fingern aus und schiebt dann das Instrument langsam durch das Stoma vor, entlang den verschiedenen Darmabschnitten bis zur Übergangsstelle in den Dünndarm. Beim Zurückziehen betrachtet er dann alle Wandteile im Darm genau. Ggf. entnimmt er durch das Coloskop Gewebe aus gefährdeten Regionen oder Polypen. Polypen neigen besonders zur Entartung (Abbildung 19).

Die Entnahme einer Gewebeprobe führt, soweit nicht eine besondere Blutungsneigung besteht, lediglich zu einer geringen Blutung. Darmverletzungen sind extrem selten.

Um die Risiken möglichst gering zu halten, sollten Sie dem Arzt vorher sagen, ob eine vermehrte Blutungsneigung bei Ihnen besteht, ob Sie unter eine Allergie oder an einer chronischen Erkrankung (z. B. Herzkreislauf-Störungen, grünem Star, Epilepsie) leiden.

Wenn Sie vor der Darmspiegelung eine Beruhigungsspritze erhalten haben, dürfen Sie wegen des beeinträchtigten Reaktionsvermögens innerhalb der nächsten 24 Stunden kein Fahrzeug steuern und keine Maschinen bedienen. Bitte informieren Sie Ihren Arzt umgehend, wenn Sie nach der Untersuchung Bauchschmerzen verspüren sollten oder eine Blutung aus dem After feststellen!

## 14. *Wo siedeln sich die Tochtergeschwülste (Metastasen) bevorzugt an?*

Die Darmkarzinome breiten sich sowohl auf dem Lymphweg (lymphogen) als auch auf dem Blutweg (hämatogen) und auf direktem Wege in die umgebenden Organe aus.
Bei der lymphogenen Ausbreitung sind die Lymphknoten und bei der hämatogenen Ausbreitung die ferngelegenen Organe besonders gefährdet.
Besonders häufig sind beim *Enddarmkrebs* die in der Nähe des Enddarms und im kleinen Becken gelegenen Lymphknoten von der Wiedererkrankung betroffen. Der Chirurg entfernt daher meist nicht nur den Darm, sondern auch die umliegenden Lymphknoten. Aus Sicherheitsgründen nimmt er auch die weiter entfernt gelegenen Lymphknoten heraus. Zusätzlich empfehlen viele Kliniker beim Mastdarmkarzinom auch dann noch eine Sicherheitsbestrahlung der gefährdeten Regionen im kleinen Becken, wenn der Chirurg alle befallenen Lymphknoten herausgenommen zu haben glaubt.

*Tabelle 12:* Fragen, die Ihnen der Arzt möglicherweise bei dem Symptom Schmerzen stellen wird:

- Wann und wo sind die Schmerzen aufgetreten? Hatten Sie früher schon ähnliche Schmerzen? Wo sind sie lokalisiert, z. B. auf der Narbe, auf dem Brustkorb, auf der Wirbelsäule, im rechten oder linken Unterbauch? Sind sie in der Tiefe oder oberflächlich.?
- Wie sind die Schmerzen: dumpf, bohrend, tief, krampfartig, ständig, lokalisiert, diffus? Treten die Schmerzen nach dem Essen oder während des Stuhlgangs auf, sind sie nahrungsabhängig?
- Wohin strahlen die Schmerzen aus: in den Arm, in die Oberschenkel? Gehen sie mit Gefühlsstörungen einher?
- Besteht eine Abhängigkeit von der Atmung, d. h. treten die Schmerzen z. B. beim Einatmen oder Ausatmen auf oder bei der Armbewegung?
- Sprechen die Schmerzen auf Medikamente an? Wenn ja, auf welche Medikamente?

Beim *Dickdarmkarzinom* ist die Leber besonders gefährdet. Sie ist – im Gegensatz zum Mastdarmkrebs – mit 70- bis 80%iger Wahrscheinlichkeit die erste Metastasenstation. Erst später werden Lunge, Skelett und Gehirn befallen. Grundsätzlich kann jedoch jedes Organ von Tumorabsiedlungen betroffen werden. Aus diesem Grund empfehlen einige Kliniker bei besonders gefährdeten Dickdarmkarzinompatienten vorsorglich eine zusätzliche Chemotherapie (adjuvante Therapie).
Besonders gefährdet ist die Narbenregion, wo der tumorbefallene Darm durchtrennt wurde. Aus diesem Grunde, aber auch zur Vorsorge, müssen regelmäßige Darmspiegelungen vorgenommen werden.

## 15. *Ich habe ständig Schmerzen im Rücken. Können diese auf eine Wiedererkrankung in der Wirbelsäule hinweisen?*

Schmerzen sind sehr uncharakteristische Beschwerden; sie können, müssen aber in keiner Weise ein Hinweis für eine mögliche Wiedererkrankung sein. Sie können sehr unterschiedliche Ursachen haben. Dies trifft insbesondere auf Schmerzen im Rücken zu.
Nach Entfernung des Mastdarms und der umliegenden Lymphknoten kommt es zu einer sehr großen Wunde. Diese bereitet häufig Beschwerden, unter anderem auch Rückenschmerzen, die noch lange anhalten können.
Andererseits muß man natürlich immer auch an einen möglichen Tumorbefall denken. Eine computertomographische Untersuchung, eventuell auch ein NMR, können sinnvoll sein.
Damit Ihr Arzt die Ursachen für die Schmerzen besser eingrenzen kann, wird er Ihnen möglicherweise einige der in der Tabelle 12 genannten Fragen stellen. Danach wird er möglicherweise eine Röntgenaufnahme, eine Skelettszintigraphie oder eine Computertomographie anfertigen.

## 16. *Welche Beschwerden und welche körperlichen Veränderungen lassen auf eine Wiedererkrankung schließen?*

Diese Fragen lassen sich nicht in Kürze beantworten, zumal die meisten Beschwerden unspezifisch sind. Unspezifisch deswegen, weil sie sowohl tumorbedingt als auch therapiebedingt oder völlig unabhängig vom Tumorleiden oder von der Therapie auftreten können. Es gibt keine Beschwerden, die typisch für ein Rezidiv sind.

So können die verschiedensten Gründe für Veränderungen des Stuhlgangs verantwortlich sein. Eine Verstopfung, besonders wenn diese mit Durchfall abwechselt, sollte unter anderem an die Möglichkeit einer Wiedererkrankung im Darm denken lassen. Zur Abklärung ist eine Darmspiegelung notwendig.

Blut im Stuhl kann durchaus auch bei Hämorrhoiden, bei gutartigen Entzündungen, bei Polypen oder nach Strahlentherapie auftreten. Blut im Stuhl ist jedoch so lange verdächtig auf ein lokales Fortschreiten der Krebserkrankung, bis das Gegenteil bewiesen ist. Eine Darmspiegelung ist notwendig.

Viel verdächtiger als die sichtbaren Blutbeimengungen im Stuhl sind die unsichtbaren, nur im Labor feststellbaren Sickerblutungen. Blässe und Blutarmut (Anämie) können Hinweise auf eine derartige Sickerblutung sein. Blässe und Blutarmut können jedoch auch andere Ursachen haben.

Die verschiedensten Gründe können für »rheumatische Beschwerden« und Schmerzen im Rücken verantwortlich sein. Lassen sich diese Beschwerden nicht eindeutig erklären, so sind eventuell weitere Untersuchungen wie Ultraschall der Harnwege, Röntgen der Nieren und vor allem eine Skelettszintigraphie notwendig. An Tumorabsiedlungen im Skelett oder an einen Verschluß der Harnwege muß nämlich immer gedacht werden.

Appetitmangel, Gewichtsverlust und körperlicher Verfall können nicht selten auch seelische Ursachen haben. Zu Gewichtsverlust infolge Tumorwiedererkrankung kommt es häufig erst, wenn sich die Krebserkrankung schon weit ausgedehnt hat. Ein wachsender Tu-

mor raubt dem Patienten Energien; eine drastische Abmagerung kann die Folge sein. Andere Tumorsymptome treten jedoch häufig vorher auf. Manchmal kann ein Appetitmangel auch ein erstes Rezidivsymptom sein.
Fieber weist oft auf einen Infekt hin; häufig liegt ein Infekt der Harnwege vor. Bei Fieber mit Nachtschweiß muß man u. a. auch an die Möglichkeit einer Tuberkulose denken, die bei älteren und abwehrgeschwächten Menschen gerne wieder aufflackert. Gelegentlich führt allerdings auch die Tumorerkrankung, besonders eine tumorbefallene Leber, zu »unklarem Fieber«, zu Nachtschweiß sowie allgemeiner Infektanfälligkeit. Zur Abklärung sind eine Bestimmung der Tumormarker, eine Ultraschalluntersuchung der Bauchorgane sowie ein Tuberkulintest notwendig.
Nach einer Operation des Enddarms kommt es häufig zu Schmerzen im kleinen Becken, die gelegentlich um den ehemaligen Schließmuskel herum konzentriert sind. Tumorbefallene Lymphknoten können ähnliche Beschwerden bereiten. Liegen die vom Tumor befallenen Lymphknoten vor dem Steißbein, so klagen viele Patienten über ischiasartige Schmerzen. Unter Umständen kommt es zu ausstrahlenden Schmerzen und Gefühlsstörungen in den Beinen. Hier ist eine computertomographische Untersuchung notwendig.

## 17. *Bei mir wurde der Tumor im Mastdarm durch Tasten und durch eine Rektumsonographie festgestellt. Warum empfehlen Sie derartige Rektumsonographien nicht in der Nachsorge?*

Durch eine Rektumsonographie lassen sich sehr gut Veränderungen der Darmwand sowie unmittelbar außerhalb des Darmes feststellen. Die Rektumsonographie ist nur dann durchführbar, wenn der Mastdarm (Rektum) noch vorhanden ist.

## *18. Welche Vorsorgeuntersuchungen empfehlen Sie?*

Es ist sehr wichtig, daß Sie auch in der »Nachsorge« an die Notwendigkeit der Vorsorgeuntersuchungen denken. Wenn man einmal von einem Krebs geheilt worden ist, so bedeutet dies ja in keiner Weise, daß man deswegen gegen Krebsleiden an anderer Stelle gefeit ist. Erfahrungsgemäß weiß man, daß Patienten mit Darmkrebs sogar häufiger als Gesunde an einem zweiten Krebs erkranken.
Zur Vorsorge empfehle ich, jährlich eine Darmspiegelung machen zu lassen. Außerdem sollten Sie den Stuhl alle sechs Monate auf Blut untersuchen lassen. Das häufigste Erscheinungsbild bösartiger Polypen sind Blutungen und nicht etwa Beschwerden anderer Art. Bei Männern sollte die Vorsteherdrüse einmal jährlich im Rahmen der Vorsorge abgetastet werden; durch die Rektumsonographie lassen sich gleichzeitig die Größe und Struktur der Vorsteherdrüse sehr gut beurteilen. Bei Frauen sollten regelmäßig gynäkologische Untersuchungen und auch die Mammographie vorgenommen werden. Wichtig sind auch regelmäßige Selbstuntersuchungen.

## *19. Die Stomaschleimhaut ist blutig. Ist das ein Zeichen für Krebsbefall?*

Die Darmschleimhaut, insbesondere die des Dünndarms, ist sehr empfindlich und häufig reicht schon ein harter Stuhl als Ursache für kleinere Blutungen. Bei unsachgemäßer, gewaltsamer Handhabung können blutende Verletzungen der Darmwand auftreten. Nach meinen Erfahrungen kündigt sich eine Wiedererkrankung – im Gegensatz zur Ersterkrankung – relativ selten durch Blutungen an. Sie können also beruhigt sein.
Sie sollten jedoch Ihren Arzt über die Blutungen informieren. Auch sollten Sie regelmäßig – in zweimonatigen Abständen – den Stuhl auf Blut untersuchen lassen (z. B. Hämokkult).

## 20. *Woran merke ich, daß die Leber befallen ist?*

Den Befall der Leber bemerken Sie selber, wenn überhaupt, sehr spät. Zuverlässiger sind die Nachsorgeuntersuchungen, insbesondere die Ultraschalluntersuchungen. Der Nachsorgearzt muß daher regelmäßig Ultraschalluntersuchungen und Blutuntersuchungen vornehmen. Eine Gelbsucht, plötzlich auftretende Schmerzen im rechten Oberbach, plötzlich auftretender Juckreiz oder nur schwer zu stillende Blutungen können gelegentlich die ersten Symptome sein, die an eine Leberstörung denken lassen.

## 21. *Ab wann merke ich, ob die Lunge befallen ist?*

Häufig merken Sie dies selbst überhaupt nicht oder erst dann, wenn die Krankheit schon sehr fortgeschritten ist. Durch die Nachsorgeuntersuchungen wird im allgemeinen das Rezidiv in der Lunge relativ rasch erkannt. Aus diesem Grunde sind regelmäßige Nachsorgeuntersuchungen mit Röntgenuntersuchungen der Lunge notwendig. Husten – insbesondere trockener Husten –, Heiserkeit oder Kurzatmigkeit können zwar erste Symptome sein, haben jedoch oftmals andere Ursachen.

# 13 *Welche Behandlungsmöglichkeiten bestehen bei Wiederauftreten der Erkrankung?*

Fragen zu Krankheitsrückfällen, Metastasen und deren Behandlung

## 1. *Welche Behandlungsmöglichkeiten gibt es, wenn bei einer Nachsorgeuntersuchung bösartiges Gewebe festgestellt wird?*

Das läßt sich pauschal nicht beantworten, da die Behandlung je nach Lokalisation, Ausdehnung des Rezidivs, aber auch Chemo- und Strahlentherapieempfindlichkeit des Tumor sowie Beschwerden und Allgemeinzustand des Betroffenen unterschiedlich sein kann.
Bei einigen Patienten kommt eine erneute Operation in Frage, bei anderen eine Strahlentherapie, bei wieder anderen eine medikamentöse oder eine immunologische Therapie.
Manchmal kann man ganz auf eine Behandlung verzichten. Dies wird man dann tun, wenn der Tumor sehr langsam wächst und keine Beschwerden bereitet oder die Nachteile der Behandlung gegenüber den Vorteilen überwiegen.

## 2. *Ich habe zwar Schmerzen, möchte jedoch ungern zu Schmerzmitteln greifen. Wer weiß, ob ich nicht später einmal notwendiger Schmerzmittel*

*brauche, die nach langdauernder Anwendung bei vorzeitigem Gebrauch dann nicht mehr wirken könnten.*

Ihre Vorstellungen und Ängste vor einer eventuellen Gewöhnung waren noch vor einigen Jahren richtig; sie gelten heute doch als überholt.
Neben Physiotherapie, Entspannungsübungen und psychischen Beeinflussungsmöglichkeiten verfügen wir heute über eine Reihe völlig unterschiedlich wirkender, schmerzstillender Medikamente, die wesentlich nebenwirkungsärmer als früher sind. Auch die Gefahr einer Schmerzmittelgewöhnung bei Krebspatienten wird heute wesentlich geringer als früher eingeschätzt.
Heute weiß man, je früher mit der Behandlung von Tumorschmerzen begonnen wird, desto niedrigere Schmerzmitteldosierungen sind notwendig. Seien Sie also kein »Held«! Tumorschmerzen machen Sie nicht härter, sondern zermürben Sie auf die Dauer. Es macht nicht nur keinen Sinn, die Schmerzen aushalten zu wollen, sondern es erhöht auch das Risiko, daß Sie schließlich stärkere Schmerzmittel brauchen werden.
Die Entscheidung, welches Schmerzmittel das für Sie beste ist, sollten Sie nur dem erfahrenen Arzt überlassen. Ansonsten kann es passieren, daß mit »Kanonen auf Spatzen geschossen wird« oder daß Sie auch weiterhin Schmerzen haben. Die beim Darmkrebs auftretenden Schmerzen sprechen auf einige Substanzen mit Schmerzmittelkombinationen besser, auf andere schlechter an.

## 3. *Was kann ich selbst zur Schmerzlinderung beitragen?*

Ärger, Frustrationen und Streß schlagen nicht nur auf den Magen, sondern erhöhen auch die Schmerzanfälligkeit. Daher sollten generell ausgeprägte Streßsituationen und längere Phasen starker seeli-

scher Beanspruchung gemieden werden. Während einer erhöhten Belastungsphase sollten Erholungspausen eingelegt werden.
Die Schmerzempfindung und -verarbeitung werden durch Ängste, Depressionen, Isolierung und Verkrampfung negativ beeinflußt. Gehen Sie aktiv hiergegen an! Das Führen eines Schmerztagebuches hilft, Schmerzveränderungen im Tagesverlauf bewußter zu erfassen, schmerzrelevante Einflußfaktoren zu erkennen und eventuell zu vermindern (Tabelle 13). Durch Entspannungstechniken, durch positives Denken und Optimismus können Sie diese Einflußfaktoren zumindest mildern.

## 4. *Es dauert immer einige Zeit, bis die Schmerzmedikamente wirken. Was kann ich bis dahin zur Linderung der Schmerzen tun?*

Der Wirkungseintritt der verschiedenen Schmerzmedikamente ist unterschiedlich lang. Es gibt einige Schmerzmittel, die schon kurz nach Einnahme wirken; andere hingegen wirken erst nach einer halben Stunde.
Häufig helfen Ablenkungsstrategien, so. z. B. Musik hören, fernsehen, Bilder betrachten und beschreiben, ein Buch lesen, ein Puzzlespiel vornehmen, mit einer anderen Person sprechen. Manchen hilft es, wenn sie sich die Haut massieren.
Versuchen Sie es mit einer Entspannungstechnik, z. B. mit der Muskelrelaxation, dem Autogenen Training, dem bewußten Atmen oder einer der Visualisierungstechniken. Tips hierfür, ebenso wie speziellere Empfehlungen für die Schmerzbehandlung bei Krebspatienten, finden Sie in dem Ratgeber »Delbrück: Krebsschmerz« (siehe Literatur).
Sollten häufiger längere Schmerzperioden auftreten, muß möglicherweise die Medikation geändert werden und »präventiv« entweder eine andere Dosierung oder gar ein anderes Medikament gewählt werden.

## 5. *Kann ich nach Schmerzmitteln süchtig werden?*

Theoretisch ja, insbesondere nach morphinartigen Medikamenten. Das Risiko ist abhängig von der Art des Medikaments, der Dosis und der Dauer der Einnahme.
Wegen der Suchtgefahr fallen einige zentrale Schmerzmittel unter das Betäubungsmittelgesetz. In der Praxis kommt es bei Tumorpatienten jedoch selbst nach Einnahme dieser »Betäubungsmittel« so gut wie nicht zu Suchtproblemen, wenn folgende Bedingungen eingehalten werden:

- Die Medikamente werden nur wegen ihrer schmerzstillenden Wirkung eingenommen.
- Die Medikamente werden in regelmäßigen Zeitabständen verabreicht.
- Die Medikamente werden nur in Form von Tabletten, Schmerzpflastern, Lösungen oder Zäpfchen und nicht in Form von Spritzen verabreicht.

*Tabelle 13:* Faktoren, die die Schmerzschwelle beeinflussen

| Erniedrigte Schmerzschwelle | Erhöhte Schmerzschwelle |
|---|---|
| Unbehagen | Linderung der Beschwerden |
| Schlaflosigkeit | Schlaf |
| Müdigkeit | Ruhe |
| Ängstlichkeit | Sympathie |
| Furcht | Verständnis |
| Wut | Anteilnahme |
| Trauer | Zerstreuung |
| Depression | Verringerung der Angst |
| Langeweile | Verbesserung der Stimmung |
| Introversion | |
| Geistige Isolation | Analgetika |
| Soziales Abseits | Angstlösende Mittel |
| | Antidepressiva |

- Die notwendige Schmerzmitteldosierung wird individuell bestimmt, die Dosisanpassung erfolgt kontrolliert und in kleinen Schritten.

Die zumeist unberechtigte Angst vor einer Sucht ist mit einer der Gründe dafür, daß viele Patienten keine ausreichende Schmerzmedikation erhalten und so in ihrer Lebensqualität eingeschränkt werden.

## 6. *Welche Nebenwirkungen haben morphinhaltige Schmerzmedikamente (z. B. in Form von Tabletten, Pflastern oder Spritzen)?*

Als Nebenwirkung tritt Verstopfung auf, weswegen Sie gleichzeitig mit den Morphintabletten stuhlgangsfördernde Mittel einnehmen sollten (z. B. Laktulose). Gelegentlich kommt es – insbesondere in den ersten Tagen – zu Abgeschlagenheit und Müdigkeit. Dies legt sich häufig. Einige Patienten können die Morphintabletten wegen Gallenbeschwerden nicht vertragen.

## 7. *Vor einem Jahr wurde ich am Darm operiert. Seitdem habe ich einen künstlichen Darmausgang. Jetzt kommt es zunehmend zu drückenden, manchmal auch stechenden und brennenden Schmerzen am ehemaligen After.*

Schmerzen können als Folge einer Wiedererkrankung oder der Operation auftreten. Die Schmerzbehandlungen unterscheiden sich ganz beträchtlich je nach Ursache.

Durch die vollständige Entfernung des Enddarms, des Afters und des umliegenden Lymphgewebes kommt es zu einer großen Wundhöhle. Diese wird durch die Verlagerung anderer Organe und

teilweise auch durch Narbengewebe ausgefüllt. Die Wundhöhle kann noch sehr lange Schmerzen und Beschwerden unterschiedlichster Intensität verursachen (Postproktektomiesyndrom).
Die Abklärung derartiger Verwachsungsbeschwerden ist sehr schwierig, zumal auch eine Wiedererkrankung vorliegen kann. Letztere muß immer durch eine Computertomographie ausgeschlossen werden. Die Behandlung bei nicht tumorbedingten Schmerzen kann schwierig sein.
Zuerst sollten physiotherapeutische Maßnahmen, wie z. b. Vierzellenbad oder unter Umständen auch elektrostimulierende Maßnahmen (TENS-Gerät) versucht werden, danach periphere Schmerzmittel und dann Antiepileptika.
Sollte eine Wiedererkrankung vorliegen, ist die gezielte Bestrahlung die beste Schmerztherapie. Durch die alleinige Gabe von Schmerzmitteln würden die Schmerzen zwar gelindert, der Tumor jedoch größer und die Schmerzen mit der Zeit wieder stärker werden. Durch eine Bestrahlung können die Schmerzen völlig beseitigt und das Tumorwachstum für lange Zeit verlangsamt werden.

## 8. *Ist eine Heilung noch möglich, wenn bei der Kontrolluntersuchung ein bösartiger Befund festgestellt wird?*

Bei einem lokalen Rezidiv kann durch eine alleinige Operation noch eine Heilung erzielt werden. Leider hat sich der Tumor häufig allerdings schon außerhalb des Darms ausgebreitet, so daß es möglicherweise mit einer alleinigen Operation nicht getan ist.
Zumeist wird man daher Therapien bevorzugen, die in erster Linie das Wachstum des Tumors stoppen oder zumindest verlangsamen. Dies können Chemo- oder Strahlentherapie sein.
Auf eine völlige Beseitigung des Rezidivtumors verzichtet man manchmal dann, wenn dies nur auf Kosten beträchtlicher Nebenwirkungen möglich ist. Dank der heutigen Therapien läßt sich das Wachstum eines Darmkrebses häufig noch für viele Jahre verlangsamen.

## 9. *Kann statt einer Operation auch eine Strahlentherapie oder Chemotherapie gegen das Rezidiv durchgeführt werden?*

Die Strahlentherapie hat eine hemmende Wirkung auf das Tumor- bzw. Rezidivwachstum. Sie ist bei einigen Rezidiven hochwirksam und der Operation vorzuziehen. Dies trifft z. B. auf Rezidive im kleinen Becken zu, die der Operation wenig zugänglich sind. Bei einigen Rezidivlokalisationen, z. B. in der Lunge oder in der Leber, setzt man hingegen die Strahlentherapie sehr ungern ein. Ist das Rezidiv im Darm selbst lokalisiert, so ist eine Strahlentherapie oder Chemotherapie der Operation oder der Laserung weit unterlegen.

## 10. *Welche Behandlungsmöglichkeiten gibt es bei einer Lebermetastasierung? Muß ich erneut operiert werden?*

Es gibt verschiedene Stadien und Lokalisationen der Lebermetastasierung. Bei bestimmten Formen einer Lebermetastasierung zieht man eine operative Entfernung, bei anderen Formen hingegen eine chemotherapeutische Behandlung oder gar nur eine Überwachung vor.

Wenn die Tumorherde auf die Leber beschränkt sind und sich keinerlei weitere Herde im Organismus feststellen lassen, kommt unter Umständen eine operative Entfernung oder eine regionale Leberperfusion in Frage. Manchmal kombiniert man die Operation mit einer zytostatischen Behandlung, die entweder systemisch gegeben wird oder ausschließlich auf die Leber beschränkt ist (Leberperfusion).

## 11. *Wie erfolgt eine regionale Leberperfusion?*

Nachdem Krankheitsherde außerhalb der Leber ausgeschlossen sind und die Lokalisation der Lebermetastasen durch eine Röntgenkontrastdarstellung (Angiographie) gesichert wurde, wird über die Pfortader selbst oder über die Nabelvene ein Katheder in die zuführende Lebervene geschoben. Dieser Katheder ist nach außen hin mit einer Kammer (Port) verbunden, die unter die Haut eingebettet wird. In diesen Port hinein werden die Medikamente gegeben. Sie gelangen von dort direkt an ihren Wirkungsort, die Lebermetastasen. Der große Vorteil dieser Ports ist, daß nicht jedes Mal neu in die Vene gespritzt werden muß.

## 12. *Welche Behandlung wird durchgeführt, wenn sich Geschwulstabsiedlungen im Skelett gebildet haben?*

Wenn Schmerzen bestehen, so läßt sich durch eine auf die Knochenherde begrenzte Bestrahlung zumeist sehr schnell Schmerzfreiheit erzielen. Unter Umständen wird man die Strahlentherapie mit einer medikamentösen Behandlung unterstützen.
Eine Operation (Osteosynthese) kommt nur dann in Frage, wenn die Stabilität – z. B. der Wirbelsäule – gefährdet ist. Drohende oder eingetretene Wirbelkörperfrakturen werden durch orthopädische Korsetts oder Liegeschalen ruhiggestellt und durch eine lokalisierte Bestrahlung (Sklerosierungsbestrahlung) stabilisiert.

## 13. *Welche Behandlungsmöglichkeiten gibt es bei einem Befall der Lungen?*

Je nach Lokalisation und Ausdehnung wird man eine operative Entfernung, eine medikamentöse Behandlung oder lediglich eine Überwachung durchführen.

## 14. *Bei mir ist es zu einem Rezidiv im kleinen Becken gekommen. Der Tumor sitzt direkt vor der Wirbelsäule und drückt auf die Nerven. Ich habe sehr starke Schmerzen, die teilweise in die Beine ausstrahlen.*

Sie schildern eine Schmerzsymptomatik, die typisch für Rezidive von Enddarmkrebs im kleinen Becken ist. Diese befallen häufig die direkt vor der Wirbelsäule gelegenen Lymphknoten. Dadurch, daß die dort verlaufenden großen Beinnerven eingeklemmt werden, kommt es zu den in die Beine ausstrahlenden Schmerzen.
Durch eine gezielte Bestrahlung dieser Region im kleinen Becken läßt sich das Tumorwachstum verlangsamen und für lange Zeit eine weitgehende Schmerzfreiheit erzielen. Durch die alleinige Gabe von Schmerzmitteln wird der Schmerz zwar gelindert, der Tumor jedoch wächst weiter und die Schmerzen werden mit der Zeit wieder stärker.

## 15. *Bei mir ist es zu einer Tumorabsiedlung im Gehirn mit Krampfanfällen gekommen. Bekannte haben mir von der positiven Wirkung von Rote-Bete-Saft berichtet. Was halten Sie davon?*

Bei isolierten Hirnmetastasen bevorzugt man im allgemeinen eine Operation oder eine Strahlentherapie, eventuell ergänzt von Nebennierenrindenhormonen. Ich kenne viele Patienten, bei denen es hiernach zu einer langwährenden Beschwerdefreiheit kam.
Von Rote-Bete-Saft halte ich sehr wenig. Eine tumorhemmende Wirkung hiernach ist mir nicht bekannt.

## 16. *Die Ärzte sagen, daß weder eine Operation noch eine Strahlen- oder Chemotherapie gegen die Metastasierung helfen können. Was halten Sie von der Hyperthermie (Überwärmungstherapie)?*

Die Hyperthermie – die nicht mit der Fiebertherapie gleichgesetzt werden darf – hat sicherlich Wirkungen auf das Tumorwachstum. Sie muß heute als eine zusätzliche Therapiemethode angesehen werden, die sich zumindest in Form von klinischen Studien zu etablieren beginnt. Ihr Stellenwert innerhalb des Therapiespektrums bösartiger Tumoren muß aber in weiteren Studien noch festgelegt werden; zur Zeit weiß man nämlich nur, daß durch Überwärmung tatsächlich Tumorzellen abgetötet werden können bzw. ein Tumor kleiner werden kann.
In der Bundesrepublik Deutschland gibt es Hyperthermiezentren in München, Essen, Berlin, Düsseldorf und Tübingen. Außerhalb von Zentren sollte man vorläufig diese sich noch im Versuchsstadium befindliche Therapie nicht einsetzen.

## 17. *Empfehlen Sie eine Frischzellenbehandlung gegen Lebermetastasen?*

Nein. Nach Injektionen von Frischzellen sind tödliche Zwischenfälle beschrieben worden. Es ist bislang nach einer derartigen Therapie weder eine Wirkung gegen Krebs noch eine prophylaktische Wirkung zur Verhinderung einer Wiedererkrankung wissenschaftlich belegt worden. Bevor Sie zu solchen alternativen Heilmethoden greifen, sollten Sie die klassischen Möglichkeiten der Lebermetastasentherapie, wie Operation, Zytostatikatherapie oder Leberperfusion, nutzen.

## *18. Meine Krankenkasse weigert sich, die Kosten für eine als alternativ geltende Tumortherapie zu übernehmen. Kann sie das?*

Die Krankenkassen brauchen nicht für Kosten aufzukommen, die durch die Anwendung wissenschaftlich nicht allgemein anerkannter Untersuchungs- und Behandlungsmethoden sowie Arzneimittel entstehen. Andererseits können seit der Gesundheitsreform 1989 von der Kasse auch die Kosten von Behandlungsmethoden besonderer Therapieeinrichtungen dann erstattet werden, wenn keine anerkannten schulmedizinischen Behandlungsmethoden existieren oder im Einzelfall schon ausgeschöpft, ungeeignet oder unzumutbar sind.
Entscheidend ist allerdings, daß Sie vor einer Behandlung einen entsprechenden Antrag auf Übernahme der Kosten stellen. Eine schriftliche Bescheinigung des behandelnden Arztes ist zu empfehlen. Bei einem Ablehnungsbescheid können Sie innerhalb der angegebenen Frist in einem formlosen Brief Widerspruch einlegen und die Hinzuziehung eines Gutachters beantragen.

## *19. Der Strahlentherapeut sagt, er könne mir nicht mehr helfen. Er habe schon die Höchstdosis verabreicht. Meine Schmerzen nehmen jedoch immer mehr zu.*

Mehrere Behandlungsmöglichkeiten bieten sich an. So kann z. B. eine palliative Chemotherapie Linderung verschaffen. Auch gibt es heute langwirkende Schmerzpflaster oder Morphintabletten, die stark schmerzstillend wirken. Durch sie kann Ihre Aktivität und Lebensqualität lange erhalten bleiben, ohne daß wesentliche Nebenwirkungen verspürt werden oder man gar süchtig wird.
Eine andere Möglichkeit ist, daß ein kleiner Katheter in den Rückenmarkkanal gelegt wird, über den medikamentös die Nervenaus-

trittsstelle betäubt wird. Dies ist nur ein kleiner Eingriff, der sogar ambulant durchgeführt werden kann.
Welche Behandlung die für Sie beste ist, hängt von vielen Faktoren ab. Fragen Sie Ihren behandelnden Arzt bzw. die Tumornachsorgeklinik. Viele Tumornachsorgekliniken beschäftigen speziell ausgebildete Schmerztherapeuten oder wissen zumindest, an wen Sie sich wenden können.

## 20. *Auch wenn die Wirksamkeit vieler in der Laienpresse und von Naturheilkundigen empfohlenen Krebsmittel nicht bewiesen ist, so ist doch auch nicht deren Schädlichkeit bewiesen. Vielleicht ist eines dieser angepriesenen Mittel doch nützlich und heilsam. Außer Kosten und Enttäuschung kann mir doch nichts passieren, wenn ich diese angebotenen Alternativen nutze, zumal mein Tumorleiden mit schulmedizinischen Therapien nicht mehr aufzuhalten ist.*

Der Erfolg der von Ihnen propagierten »Schrotschußtherapie« ist aus mehreren Gründen fragwürdig.
Die scheinbar harmlosen »Biomittel« können nämlich auch für böse Überraschungen gut sein. So weiß man, daß ein und dasselbe Präparat bei einer Dosis das Tumorwachstum hemmen, bei einer anderen Dosis das Tumorwachstum hingegen beschleunigen kann. Leider gibt es eine klare Dosiswirkungskurve nur bei sehr wenigen dieser Medikamente. Neben der fraglichen Wirksamkeit dieser Präparate sind also auch die Nebenwirkungen unklar.
Sie sollten grundsätzlich Ihren Arzt nach seiner Meinung fragen oder sich mit dem Krebsinformationsdienst für Laien (KID) in Verbindung setzen. Die Adresse lautet: Postfach 10 19 49, Im Neuenheimer Feld 280, 69120 Heidelberg. Dieser Informationsdienst beschäftigt hauptamtlich mehrere Mitarbeiter, die den rat- und hilfe-

suchenden Krebspatienten, aber auch Ärzten, Apothekern und anderen Interessierten Auskunft geben.
Der KID steht von Montag bis Freitag von 8 bis 20 Uhr unter der Telefonnummer (0 62 21) 41 01 21 zur Verfügung. Auf Wunsch bietet er einen sofortigen Rückruf an. Um auch den in Deutschland lebenden türkischen Mitbürgern mit Sprachschwierigkeiten einen Zugang zu medizinischen Informationen zu ermöglichen, bietet der KID am Dienstag, Mittwoch, Donnerstag von 18 bis 20 Uhr auch Auskunft in türkischer Sprache an.

## 21. *Welche Bedeutung hat die Einteilung in T, N und M?*

Für den Chirurgen und auch den Nachsorgearzt ist die Kenntnis des »TNM-Stadiums« wichtig, da sich danach das therapeutische Vorgehen und die Nachsorge richten. Auch läßt sich bei Kenntnis des TNM-Stadiums mehr über den weiteren Verlauf und die Heilungschancen des Karzinoms sagen.
Neben der »TNM-Klassifikation« existiert eine weitere Stadieneinteilung, die besonders im anglo-amerikanischen Sprachgebrauch praktiziert wird, die Dukes-Klassifikation.

## 22. *Auf meinem Entlassungsbericht steht »Rektumkarzinom T3N1M0«. Was bedeutet dies?*

Der Tumor befindet sich bei Ihnen im Enddarm (siehe Abbildung 3). T3 bedeutet, daß der Krebs den Darmmuskel zwar schon durchbrochen, anderes Gewebe jedoch noch nicht befallen hat. N1 bedeutet, daß 1 bis 3 Lymphknoten in der Nähe des Darms schon befallen waren. M0 heißt, daß es noch nicht zu Fernabsiedlungen gekommen ist.
In der Dukes-Klassifikation würde T3N1M0 dem Dukes-C-Stadium oder dem Stadium 3 entsprechen.

# 14 *Wie verhalte ich mich in meiner Umgebung?*

## Fragen zu Familie, Umfeld und Selbsthilfegruppen

### 1. *Wie sollte ich mich meinem Partner, meiner Familie und meinem Freundeskreis gegenüber verhalten?*

Sie sollten offen über das Stoma, Ihre Erkrankung und Probleme sprechen und sie nicht verheimlichen. »Heile Welt« vorspielen hilft keinem!

Weder die Krebserkrankung noch das Stoma sind ein Makel. Sie werden dies erst, wenn Sie diese zu verheimlichen versuchen! Wenn ein Stomaträger selbst immer wieder versucht, Probleme herunterzuspielen, um sich und den anderen zu beweisen, daß das alles gar nichts sei, dann braucht er sich nicht darüber zu wundern, wenn keiner in seiner Umgebung Verständnis für ihn aufbringt, wenn er wirkliche Probleme hat. Sie erwarten mit Recht, daß die Familie nun ein wenig mehr Rücksicht auf Sie nimmt; also müssen Sie auch sagen, warum und wann sie Rücksicht nehmen muß. Das gilt auch für Kleinkinder.

Im übrigen können Sie davon ausgehen, daß Ihre Angehörigen sicherlich mit den Ärzten gesprochen haben und über Ihre Krebserkrankung und das Stoma informiert sind. Zum besseren gegenseiti-

gen Verständnis kann beitragen, wenn Sie Ihren Angehörigen diesen Ratgeber geben.
Zumindest in den ersten Monaten werden Sie wesentlich mehr als sonst von der Hilfe Ihrer Familie abhängig sein. Das wird sich mit der Zeit sicherlich bessern, wenn Sie erst aus der stationären Rehabilitation (AHB) zurückkommen, kräftiger sind und auch die Stomaversorgung besser beherrschen.
Auch wenn es Ihnen anfangs schwerfallen mag, flüchten Sie sich auf keinen Fall in die Isolation! Suchen Sie vielmehr den Kontakt zu Ihren Familienangehörigen, Freunden und Bekannten! Reden Sie offen und natürlich über das Stoma. Verdrängte Ängste und unausgesprochene Probleme sind wesentlich leichter zu beherrschen, wenn Sie diese offen äußern. Machen Sie andererseits Ihre Krankheit nicht zum Dauergesprächsthema! Denken Sie immer daran, daß auch »Gesunde« Probleme haben!

## 2. *Wie wird mein Partner reagieren bzw. wie soll ich mich verhalten?*

Eine Krebserkrankung belastet jede Partnerschaft. Kommt noch ein künstlicher Darmausgang hinzu, so kann die Belastung noch größer sein. Sie müssen und werden über die Anfangsprobleme hinwegkommen.
Es erleichtert vieles, wenn Ihr Partner von Anfang an bei den Aufklärungsgesprächen mit dem Arzt dabei ist. Sie beide sollten lernen, gemeinsam über Ihre Probleme zu sprechen und sie zu teilen. Geheimnisse voreinander belasten die für die gemeinsame Bewältigung der Erkrankung so wichtige Vertrauensbasis.
Denken Sie nicht, daß das »Liebesleben« nun nicht mehr möglich sei. Es gibt auch für das intime Zusammensein mit Ihrem Partner verschiedene Hilfen (z. B. Kapitel 6).

## 3. *Wie mache ich mein Kind mit den Tatsachen der Krebserkrankung und des künstlichen Darmausganges vertraut?*

Offenheit erleichtert den natürlichen Umgang. Kleine Kinder reagieren meist sehr natürlich, wenn man ihnen erklärt, daß ein kranker Körperteil entfernt werden mußte. Warum sollte man ihnen nicht auch das Stoma zeigen?
Mit älteren Kindern sollte man sachlich reden und sie voll informieren.

## 4. *Wie verhalte ich mich in der Öffentlichkeit? Was werden wohl meine Bekannten sagen, wenn sie hören, daß ich Krebs habe und Stomaträger bin?*

Ob Sie Ihnen mitteilen, daß Sie Krebs haben, müssen Sie individuell von Person zu Person entscheiden. Die wenigsten Menschen in Ihrer Umgebung sehen Ihnen an, daß Sie Krebs haben.
Im übrigen sollten Sie davon ausgehen, daß Sie nur einer von etwa 110.000 bis 120.000 Stomaträgern in der Bundesrepublik Deutschland sind, die mit einem Stoma leben. Keiner – es sei denn, daß Sie ihm dies sagen – wird erfahren, daß Sie Stomaträger sind. Wenn Sie anderen von Ihrem künstlichen Darmausgang erzählen, werden Sie erstaunt sein, wie viele Menschen aus Ihrer Umgebung und Ihrem Bekanntenkreis seit Jahren mit einem künstlichen Darmausgang leben. Stomaträger fallen offensichtlich in der Gesellschaft doch nicht so auf, wie Sie befürchten.
Eine wertvolle Hilfe bei Ihren »ersten Gehversuchen« in der Öffentlichkeit kann Ihnen die Gemeinschaft Gleichbetroffener sein. Gleichbetroffene finden Sie in der Tumornachsorge- bzw. Rehabilitationsklinik. Schon allein dies ist ein Grund, warum bei allen Stomaträgern eine stationäre Anschlußheilbehandlung (AHB) durchgeführt werden sollte.

Jeder Stomaträger fürchtet zunächst das Zusammensein mit anderen Menschen. Keinem bleibt das Gefühl erspart, man könne den Beutel bemerken, Gerüche oder Geräusche könnten nach außen dringen. Sie schaffen diese Sorge nicht aus der Welt, indem Sie sich abkapseln und sich von Ihren Mitmenschen fernhalten! Sie werden – eine korrekte Versorgung und die Einhaltung gewisser Richtlinien vorausgesetzt – bald bemerken, daß Sie überhaupt keinen Grund haben, sich von irgend jemandem fernzuhalten.
Bei einigen »Gesunden« findet leider eine Überreaktion statt. Diese reicht von einer Distanzierung bis zu überschießenden Mitleidsbezeugungen und aufgedrängter Fürsorge. Beide Verhaltensweisen sind falsch! Lassen Sie sich nicht davon beirren, sondern gehen Sie Ihren Weg!
Lassen Sie sich sozial und beruflich nicht aufs Abstellgleis stellen. Wägen Sie genau das Für und Wider ab, bevor Sie eine vorzeitige Berentung anstreben. Es gibt viele Möglichkeiten zwischen einer vollen Arbeitsaufnahme und einer plötzlichen Berentung. Diese verschiedenen Möglichkeiten sollten Sie z. B. in der Rehabilitationsklinik mit den Rehabilitations- und Sozialberatern besprechen.

## 5. *Können Sie mir Adressen von Selbsthilfegruppen für Stomapatienten nennen?*

Die Entstehung von Selbsthilfegruppen für Patienten mit künstlichem Darmausgang gehört mit zu den positiven Entwicklungen in der Behandlung von Mastdarmkrebspatienten. In den meisten größeren Städten, inzwischen aber auch in vielen ländlichen Regionen, gibt es derartige Selbsthilfegruppen. Allein in der alten Bundesrepublik gibt es ca. 200 derartige Gruppen. In den neuen Bundesländern sind inzwischen auch mehrere gegründet worden.
Die Adressen und Telefonnummern derartiger Gruppen und Kontaktpersonen können Sie über die Deutsche ILCO erfahren.
(Deutsche ILCO e. V., Kepserstraße 50, 75356 Freising, Telefon (0 81 61) 8 49 09(9 49 11).

## 6. *Können Sie mir Näheres zur ILCO-Selbsthilfegruppe sagen?*

ILCO ist eine Abkürzung aus Ileostomie und Colostomie. Die ILCO ist eine gemeinnützige Vereinigung von Betroffenen mit künstlichem Darm- oder auch Urinausgang.
Die erste Stomavereinigung wurde 1951 in Dänemark gegründet. Inzwischen gibt es sie in 50 Ländern der Welt. In der Bundesrepublik existiert die ILCO seit 1972. Die meisten ihrer Mitglieder, nämlich 75 %, sind Colostomaträger, die anderen sind Ileostoma- (15 %) und Urostomaträger (10 %). Es handelt sich dabei hauptsächlich um Karzinompatienten, aber auch um Patienten mit Colitis ulcerosa, Morbus Crohn und anderen gutartigen Erkrankungen. Die ILCO begleitet den Operierten nach der Entlassung aus dem Krankenhaus und hilft ihm bei der körperlichen und seelischen Anpassung an seine veränderte Lebenssituation. In manchen Städten hat die ILCO auch einen Besucherdienst aufgebaut, der die Patienten im Krankenhaus mitbetreut.
Den beträchtlichen Erfahrungen vieler Mitarbeiter und dem tatkräftigen Engagement von Betroffenen und Gruppenleitern ist es zu verdanken, daß viele ILCO-Gruppen einen hohen medizinischen und sozialrechtlichen Wissensstand haben. Dieser kommt allen Betroffenen zugute. Vierteljährlich gibt die ILCO eine Informationszeitschrift »ILCO-Praxis« heraus. In ihr werden Sie unter anderem über neue Produkte informiert, oder es werden Ihnen wertvolle Tips für die Stomaversorgung mitgeteilt.
Den ILCO-Gruppen steht oft ein beratender Arzt zur Seite, der den Betroffenen in den ILCO-Gruppen nicht nur sein Fachwissen zugute kommen läßt, sondern sich auch die Erfahrungen der Gruppenleiter zu eigen macht, um sie anderen weitergeben zu können.
In den letzten Jahren ihres Bestehens ist die ILCO ihrem Grundsatz treu geblieben, nicht etwa nur fachliche Hilfe für Stomaträger zu gewähren, sondern auch aus der eigenen Betroffenheit ihrer Mitglieder heraus die Unterstützung zu geben, die von keiner anderen Seite her geleistet werden kann, nämlich:

- glaubwürdig darzustellen, wie ein sinnvolles und erfülltes Leben trotz Stoma möglich ist;
- den sich isoliert fühlenden und unerfahrenen Stomaträgern ein gleichwertiger, verständnisvoller Gesprächspartner zu sein;
- Sammelstelle für Erfahrungen und Informationen zu sein und diese mündlich und schriftlich in verständlicher Form den Betroffenen zugänglich zu machen;
- die Fachleute, die mit Stomaträgern zu tun haben, auf die Bedürfnisse der Stomaträger aufmerksam zu machen und in einer partnerschaftlichen Zusammenarbeit die Durchsetzung von Verbesserungen zu unterstützen.

# *15 Welche Nachsorgebetreuungen gibt es?*

## Fragen zu Rehabilitation und Nachsorgekliniken

*1. Mein Arzt hat mir empfohlen, möglichst bald im Anschluß an den Klinikaufenthalt in eine Tumornachsorgeklinik zu gehen. Eigentlich würde ich viel lieber nach Hause fahren, wo ich mich sehr gut erholen kann und wo ich auch gut versorgt bin. Im übrigen komme ich mit der Stomaversorgung gut zurecht; ja, in der Klinik erlernte ich die Irrigation.*

Wenn Sie ausschließlich erholungsbedürftig sind, so sollten Sie wirklich nicht in eine Nachsorge- bzw. Rehabilitationsklinik fahren, sondern ein Sanatorium oder eine Kurklinik aufsuchen, selbständig Urlaub machen oder gar zu Hause bleiben. Wenn es jedoch gilt, Probleme aufzuarbeiten bzw. wenn Sie medizinischen oder anderen fachlichen Rat und Hilfe brauchen, wenn Sie lernen wollen, was Sie selbst für Ihre Gesundung bzw. Gesunderhaltung tun können, wenn Sie nicht wissen, wie es beruflich weitergeht, ist der Aufenthalt in einer Tumornachsorge- bzw. Rehabilitationsklinik besser für Sie.
Sie glauben, die Irrigation und all die »technischen Dinge« zu beherrschen. Abgesehen davon, daß dies in den seltensten Fällen

stimmt, ja daß Sie möglicherweise auf Kosten unangenehmer Zwischenfälle Ihre eigenen Erfahrungen zu Hause machen müssen, hat die stationäre Rehabilitation noch viele andere Aufgaben. Denken Sie z. B. an die intensive diätetische Beratung, aber auch an die sozialmedizinischen Hilfen und die psychologische Begleitung, die Sie dort erwarten.

## 2. *Gibt es Rehabilitationskliniken speziell für Krebspatienten mit Stoma?*

Es gibt tatsächlich einige Tumornachsorgekliniken in der Bundesrepublik Deutschland, die sich schwerpunktmäßig mit gastroenterologischen Tumorerkrankungen und Stomaproblemen befassen. Eine solche Rehabilitationsklinik für Stomapatienten ist daran erkennbar, daß in ihr mindestens ein Stomatherapeut tätig ist.
Eine Rehabilitationsklinik auszuwählen, die keine speziellen Erfahrungen mit Darmkrebspatienten und Stoma hat, ist auf keinen Fall sinnvoll. Die Adressen spezialisierter onkologischer Rehabilitationskliniken, die sich die Nachbetreuung von Stomapatienten zur Aufgabe machen, können Sie über die Rentenversicherungsanstalten, die Arbeitsgemeinschaft für Krebsbekämpfung in Bochum, die Deutsche Krebsgesellschaft oder über die Deutsche ILCO erfahren (siehe Adressenteil).

## 3. *Welches sind die Voraussetzungen für die Bewilligung eines stationären Heilverfahrens (identisch mit stationärer Rehabilitation)?*

Voraussetzung hierfür sind das Vorliegen einer Karzinomerkrankung und die Erwartung, daß durch die stationäre Rehabilitationsmaßnahme eine Besserung im medizinischen, psychischen, sozialen und/oder im beruflichen Bereich eintreten wird. Benötigt wird eine ärztlich bescheinigte »Kurfähigkeit« bzw. Rehabilitationsfähigkeit. Eine Rehabilitationsfähigkeit besteht dann, wenn eine Besserung zu erwarten ist und wenn der Betroffene bereit ist, sich helfen zu lassen bzw. an seiner Genesung mitzuwirken. Die Motivation ist also eine Grundvoraussetzung für eine erfolgreiche Rehabilitation.

Pflegebedürftigkeit, akute Behandlungsbedürftigkeit bei fortgeschrittenem Krebsleiden oder eine mangelnde Bereitschaft zur Rehabilitation schließen die Erfolgswahrscheinlichkeit eines stationären Heilverfahrens aus.

Notwendig ist, daß der Betroffene weiß, daß er Krebs hat. Unaufgeklärte Personen können nicht rehabilitiert werden.

In der Regel können drei stationäre Heilverfahren innerhalb eines Zeitraums von drei Jahren gewährt werden. Das erste Heilverfahren sollte unbedingt innerhalb eines Jahres nach erfolgter Operation, Strahlen- oder Chemotherapie der Primärerkrankung durchgeführt werden. Dieses erste Heilverfahren, das möglichst bald im Anschluß an den Krankenhausaufenthalt stattfinden sollte, ist das wichtigste Heilverfahren. Es darf nur in einer für eine AHB anerkannten Reha-Klinik durchgeführt werden, die – entsprechend den Bedingungen der BfA – nicht weiter als 100 km vom Wohnort des Betroffenen entfernt liegen darf. Dies ist beim zweiten und dritten Heilverfahren keine Bedingung mehr. Das dritte Heilverfahren wird bei Vorliegen einer nachweisbaren Rehabilitationsbedürftigkeit gewährt. Es ist kürzer als das erste Heilverfahren.

Kommt es zu einem Rückfall der Erkrankung bzw. zu einer Metastasenbildung, setzt ein erneuter Zeitraum von drei Jahren ein, d. h., eine erneute Bewilligung von drei stationären Heilverfahren ist möglich.

## 4. *Was muß ich tun, um ein stationäres Heilverfahren (Kur, AHB, stationäre Rehabilitation) zu beantragen?*

Wenn Sie schon zu Hause sind, so stellt der Hausarzt den Antrag auf eine stationäre Krebsnachsorge-Heilbehandlung. Er wendet sich hierzu an die zuständige gesetzliche Krankenkasse oder die zuständige Rentenversicherung. Die Krankenkasse oder der Rentenversicherungsträger entscheidet dann, ob, wann und wo das stationäre Heilverfahren (Kur) durchgeführt wird.
Befinden Sie sich noch in der Klinik und soll möglichst bald im Anschluß an den Klinikaufenthalt ein Heilverfahren (AHB) erfolgen, so entscheidet der Krankenhausarzt in Absprache mit einer AHB-Klinik seiner Wahl, wann und wo Sie hin können. Er telefoniert mit der AHB-Klinik, bespricht mit den dortigen Ärzten die bei Ihnen vorliegende Problematik und vereinbart einen Aufnahmetermin. Die AHB-Klinik wiederum verpflichtet sich zu einer Aufnahme spätestens 14 Tage nach der Entlassung. Sie überprüft auch, ob die rechtlichen Voraussetzungen vorliegen. Auch diese »Kuren« werden von der jeweiligen Rentenversicherung oder Kasse genehmigt und finanziert. Sie können also zwischen der Krankenhausentlassung und der Rehabilitationsmaßnahme für bis zu zwei bis drei Wochen nach Hause.

## 5. *Gibt es die Möglichkeit einer Rehabilitation, ohne in der Rehabilitationsklinik zu übernachten und dort die Wochenenden verbringen zu müssen?*

Dies ist bislang sehr schwierig gewesen. Seit kurzem bieten jedoch die Rehabilitationsträger versuchsweise in Form von Modellen teilstationäre Rehabilitationsmaßnahmen an. Patienten, die nicht weiter als 45 Minuten Fahrzeit von den Krebs-Rehakliniken Wuppertal-Ronsdorf oder Bad Oeynhausen entfernt wohnen, können in diesen Kliniken auch ambulant rehabilitativ betreut werden.

Es ist anzunehmen, daß eine solche »teilstationäre« Rehabilitation zukünftig auch in anderen Orten durchgeführt wird. Erkundigen Sie sich bei der Kasse oder der Rentenversicherung, ob eine derartige teilstationäre Rehabilitationsmaßnahme auch in Ihrer Umgebung möglich ist.
Wichtig ist, daß in einer teilstationären Rehabilitation die gleichen medizinischen, psychischen, sozialen und beruflichen Therapien von Fachleuten durchgeführt werden wie in einer stationären Rehabilitation.

## 6. *Was ist unter eine Nachsorgeklinik zu verstehen?*

Hier wird die stationäre Nachsorge durchgeführt. Die frühere Bezeichnung »Kur« wird den heutigen Aufgaben und Möglichkeiten nicht mehr gerecht.
Nachsorgekliniken sind weder mit Akutkliniken noch mit Sanatorien, Erholungsheimen oder Kurheimen zu vergleichen. Die Tumornachsorgekliniken, zu denen onkologische AHB-Kliniken oder auch onkologische Rehabilitationskliniken zählen, sind auf die Probleme von Tumorpatienten spezialisiert. Sie sind ein Bindeglied zwischen dem Akutkrankenhaus und dem niedergelassenen Hausarzt, also zwischen stationärem Aufenthalt und ambulanter Weiterbetreuung. Onkologisch erfahrene Ärzte arbeiten hier zusammen mit Psychologen, Sozialarbeitern, Diätberatern und -assistenten, Physiotherapeuten, Arbeitsmedizinern und Berufsberatern.
Die psychosoziale Betreuung hat in den Tumornachsorgekliniken eine herausragende Bedeutung. Nirgendwo sonst findet man ein derartig umfassendes Angebot rehabilitativer Hilfen und Leistungen. Nirgendwo sonst können die Patienten besser lernen, ihre Krankheit zu akzeptieren und mit ihren Beeinträchtigungen zu leben. Die auf diese Aufgaben spezialisierten Nachsorgekliniken sollten nicht mit auf Erholung ausgerichteten Sanatorien gleichgesetzt werden.

## 7. *Gibt es Rehabilitationskliniken, in denen in erster Linie die psychischen Probleme von Krebspatienten behandelt werden?*

In der Tat gibt es einige Rehabilitationskliniken, die sich neben der medizinischen, sozialen und beruflichen besonders auf die psychische Problematik spezialisiert haben. Nähere Informationen erhalten Sie über Ihren Hausarzt, die Rentenversicherungsträger oder die Arbeitsgemeinschaft für Krebsbekämpfung (Adressen im Anhang). Es gibt darüber hinaus auch Tumornachsorgekliniken, die sich auf spezielle psychische Probleme, wie z. B. Alkoholkrankheit oder Drogenabhängigkeit, spezialisiert haben.

## 8. *Empfehlen Sie Rehabilitationskliniken in Wohnortnähe oder Kliniken weit weg von zu Hause?*

Sollten Sie ausschließlich Erholung und Vergessen suchen, so ist eher eine wohnortferne Rehabilitationsklinik angemessen. Die meisten dieser Nachsorgekliniken liegen in landschaftlich sehr schönen Gegenden. Manche verfügen über spezielle medizinische Erfahrungen bei Stomapatienten. Naturgemäß lassen sich allerdings viele rehabilitative Aufgaben – insbesondere die sozialen und beruflichen Aufgaben – häufig nur schwer wohnortfern lösen. Sollten derartige Probleme bei Ihnen im Vordergrund stehen, so sind wohnortnahe Rehabilitationskliniken vorteilhafter. Auch können Ihre Angehörigen Sie besuchen, können erste Kontakte zu den Selbsthilfegruppen Ihrer Region hergestellt werden und kann der Sozialarbeiter schnellere und wirksamere Hilfe in die Wege leiten. Berufliche Fragen und Probleme lassen sich in Zusammenarbeit mit Arbeitgeber oder Betriebsärzten besser lösen.

## 9. *Können Sie mir einige Krebsnachsorge- bzw. Krebsrehabilitationskliniken empfehlen? Wo kann ich eine Adressenliste der Tumornachsorgekliniken erhalten?*

Grundsätzlich entscheiden die Leistungsträger (Rentenversicherungen, Krankenkassen bzw. Arbeitsgemeinschaft für Krebsbekämpfung Nordrhein-Westfalen) darüber, welche Nachsorgeklinik die für Sie geeignetste ist. Häufig wird allerdings dann Ihren Wünschen stattgegeben, wenn diese begründet sind. Zumeist hat Ihr Arzt oder zumindest der Sozialarbeiter eine Adressenliste von AHB- und Tumornachsorgekliniken. Wenn nicht, so ist eine derartige Adressenliste bei der Arbeitsgemeinschaft für Krebsbekämpfung in Nordrhein-Westfalen (Bochum, Universitätsstraße 114), über die BfA (Berlin, Postfach) oder über die für Sie zuständige LVA zu erhalten.
Die Nachsorgekliniken sind über ganz Deutschland verstreut. Sie sollten sich bei der Wahl immer die Frage stellen, welche der zahlreichen Kliniken Ihren Rehabilitationsproblemen am ehesten gerecht wird. Es gibt auf der einen Seite Kliniken, die eher erholungsorientiert aufgebaut sind, in denen jedoch ein geringeres spezifisches medizinisch-onkologisches, psychisches, soziales oder berufliches Rehabiliations-know-how angeboten wird. Es gibt andererseits hochspezialisierte onkologische Rehabilitationskliniken, die auf Ihre medizinischen, psychischen, sozialen oder gar beruflichen Probleme bestens eingehen können. Auf keinen Fall sollten Sie in der »Nachkur« nur die Möglichkeit einer weitgehend kostenfreien Erholung sehen!

# 16 *Welche sozialen und finanziellen Hilfen gibt es?*

## Fragen zu sozialen und finanziellen Problemen, häuslicher Versorgung und Behindertenausweis

1. *Durch die Operation bzw. durch die Krebstherapie fühle ich mich so geschwächt, daß ich nur mit Mühe meinen Haushalt bewältigen kann. Leider kann mir niemand aus meiner Familie helfen. Sicherlich wird das einmal alles wieder besser werden, aber wissen Sie nicht kurzfristig Abhilfe?*

Zwei Abhilfemöglichkeiten bieten sich grundsätzlich an. Zum ersten sollten Sie bzw. Ihr Arzt die Möglichkeit einer stationären Heilmaßnahme in Erwägung ziehen. In den Nachsorgekliniken, in denen die stationären Heilverfahren durchgeführt werden, sind Sie vorerst für vier bis sechs Wochen gut versorgt. In dieser Zeit können und sollen dann die weiteren Weichen für eine spätere optimale Versorgung zu Hause gestellt werden. Es gibt zahlreiche Hilfen für zu Hause, die Pflegebedürftigkeit bzw. Krankenhaus- oder Pflegeheimaufenthalt verhindern sollen. Die Sozialarbeiter besprechen mit Ihnen und Ihren Angehörigen die Situation und leiten – falls notwendig – entsprechende Hilfen vor Ort ein.
Die zweite Möglichkeit ergibt sich durch Hilfen begleitender Beratungs- und Betreuungsinstitutionen. Eine Adressenliste können sie z. B. über das »Malteser Telefon« erfragen. Einige Krankenkassen haben für ihre an Krebs erkrankten Versicherten und deren Angehörige einen hauseigenen sozialen Dienst eingerichtet.

Behilfliche Institutionen sind die Verbände der Freien Wohlfahrtspflege (Deutscher Caritasverband, Deutsches Rotes Kreuz, Zentrale Wohlfahrtsstelle der Juden in Deutschland, Diakonisches Werk, Deutscher Paritätischer Wohlfahrtsverband und andere). Das Spektrum der angebotenen sozialen Hilfen ist weit gefächert:

- Hilfe bei Haushaltsführung
- Einkaufen durch Zivildienstleistende
- Haushaltshilfe durch Fachkräfte
- Medizinische Hilfe durch examinierte Kräfte
- Essen auf Rädern
- Hausnotrufdienst
- Behindertenindividualbetreuung.

Diese Palette möglicher Hilfen wird in jüngster Zeit ergänzt durch Haus- und Krankenpflegedienste, die auf privater (wirtschaftlicher) Basis arbeiten oder einem freien Träger zugeordnet sind. Informationen und eine Adressenliste der Sozialstationen können beim Informations- und Beratungsdienst der Deutschen Krebshilfe (Thomas-Mann-Straße 40, 53111 Bonn, Telefon (02 28) 7 29 90-72) angefordert werden.
Häufig können auch die Selbsthilfegruppen der Region informieren und Hilfen in die Wege leiten. Die Mitglieder dieser Selbsthilfegruppen wissen mitunter sogar am besten, welche der zahlreichen Hilfsinstitutionen und -organisationen sich für Sie erfolgreich einsetzen kann. Erkundigen Sie sich bei der Zentrale der deutschen ILCO, Telefon (0 81 61) 8 49 09, nach der Adresse der in Ihrer nächsten Nähe gelegenen Selbsthilfegruppe.

## 2. *Wozu dient der Schwerbehindertenausweis? Welche Vorteile hat er?*

Mit Hilfe des Schwerbehindertenausweises sollen einige der durch die Erkrankung und Behandlung entstandenen Nachteile ausgeglichen werden; also nicht etwa nur die Nachteile von Erwerbstätigen.

Dieser Ausgleich geschieht durch Vergünstigungen auf mehreren Ebenen und ist nicht zuletzt abhängig von dem festgestellten Grad der Behinderung (GdB).
Zu den Vergünstigungen zählen bei einem Grad der Behinderung von mindestens 50 %:

- Erhöhter Kündigungsschutz am Arbeitsplatz
- Hilfen zur Erhaltung bzw. Erlangung eines behindertengerechten Arbeitsplatzes, z. B. technische Hilfen oder Lohnkostenzuschüsse
- Beschleunigung des Eintritts des Renten- bzw. Pensionsbezuges (mit Vollendung des 60. Lebensjahres)
- Überstundenbefreiung (Wunsch)
- Anspruch auf Zusatzurlaub von fünf Tagen pro Jahr bei einer 5-Tage-Arbeitswoche
- Bevorzugte Abfertigung bei Behörden
- Je nach Höhe des zuerkannten GdB diverse Steuererleichterungen. So kann ein Pauschbetrag jährlich steuermindernd geltend gemacht werden.
- Vergünstigungen bei der Benutzung öffentlicher Verkehrsmittel, Bäder, Museen etc.
- Ab 80 % Behinderung gibt es Freibeträge beim Wohngeld. Davon profitieren vor allem Bezieher von kleinen Renten.
- Die Fehlbelegungsabgabe bei Sozialwohnungen kann mit Schwerbehindertenausweis ermäßigt werden.
- Die Bahncard kann für die Hälfte des Normalpreises bei mindestens 80 % GdB erworben werden
- Mitgliedsbeiträge in Verbänden und Vereinen (z. B. ADAC) sind häufig reduziert.
- Je nach zusätzlichen Merkmalen gibt es Vergünstigungen bei Rundfunk- und Fernsehgebühren, Telefon und Kfz-Steuer sowie Freifahrten und eine Reduzierung der Eintrittspreise.

## 3. *Was muß ich tun, um einen Schwerbehindertenausweis zu erhalten?*

Sie sollten den Antrag möglichst bald nach der Operation beim zuständigen Versorgungsamt stellen, obwohl er auch noch später beantragt werden kann. Der Sozialarbeiter in der Reha-Klinik ist Ihnen dabei behilflich. Die Bearbeitungsdauer erfordert durchschnittlich zwei bis sechs Monate. Vordrucke für den Antrag können beim zuständigen Versorgungsamt (im Telefonbuch unter V) angefordert werde. Zur Beschleunigung des Verfahrens können dem Antrag ärztliche Unterlagen beigefügt werden. Das Versorgungsamt fordert im allgemeinen jedoch zusätzliche Unterlagen von den angegebenen Ärzten, Krankenhäusern, Tumornachsorgekliniken und Trägern der Sozialversicherung an und erstellt hierauf einen Feststellungsbescheid. Dieser Feststellungsbescheid enthält den Grad der Behinderung (GdB) und möglicherweise einen Hinweis auf zuerkannte Merkzeichen.
Natürlich kann der Grad der Behinderung im Verlauf der Zeit geändert werden; und zwar nach oben genauso wie nach unten. Bei einer Verschlimmerung sollte unverzüglich ein Antrag erfolgen. Im allgemeinen gilt der Schwerbehindertenausweis für die Dauer von fünf Jahren. Die Gültigkeitsdauer kann dann auf Antrag nach erneuter Prüfung höchstens zweimal um je fünf Jahre verlängert werden.

## 4. *Welche Bedeutung und welche Vorteile haben die einzelnen Kennbuchstaben im Schwerbehindertenausweis?*

Einige Vergünstigungen werden nur bei besonderen Kennbuchstaben vergeben. Diese richten sich nach der Art der Behinderung. Es bedeuten:

G = erhebliche Gehbehinderung
aG = außergewöhnliche Gehbehinderung

H = Hilflosigkeit
Bl = Blindheit
RF = aus gesundheitlichen Gründen nicht in der Lage, an öffentlichen Veranstaltungen teilzunehmen
B = auf Begleitpersonen angewiesen.

Die Kennbuchstaben sind mit folgenden Vergünstigungen verbunden:

Beim Kennbuchstaben **G** können die öffentlichen Verkehrsmittel im Umkreis von 50 km kostenlos benutzt werden. Hierzu ist eine Wertmarke zum Preis von DM 120,– zu erwerben, die für 12 Monate gültig ist. Alternativ besteht eine Kfz-Steuerermäßigung von 50 % und eine Kfz-Versicherungsreduzierung um 12,5 %.

Beim Kennbuchstaben **aG** können die öffentlichen Verkehrsmittel ohne Zuzahlung benutzt werden. Das Merkzeichen ist Voraussetzung für die Ausstellung einer Parkberechtigung für Behindertenparkplätze. Hierfür muß unter Vorlage des Schwerbehindertenausweises ein Antrag bei dem zuständigen Straßenverkehrsamt gestellt werden. Der Grad der Behinderung spielt hierbei keine Rolle. Es bestehen eine Kfz-Steuerbefreiung sowie bei Vollkaskoversicherung ein Prämiennachlaß von 25 %.

Beim Kennbuchstaben **RF** bestehen eine Befreiung von der Rundfunk- und Fernsehgebührenpflicht sowie eine Ermäßigung der Fernsprechgrundgebühren.

Beim Kennbuchstaben **B** ist die Begleitperson bei öffentlichen Verkehrsmitteln frei.

Beim Kennbuchstaben **H** bestehen beträchtliche steuerliche Vergünstigungen, so z. B. DM 7.200,– Steuerfreiheit jährlich.

Seit 1. Januar 1991 wurde für die häusliche Pflege von erheblich Pflegebedürftigen ein Pauschbetrag von DM 1.800,– pro Jahr als außergewöhnliche Belastung eingeführt.

## 5. *Wann bekommt man das Merkzeichen G = erhebliche Beeinträchtigung der Bewegungsfähigkeit im Straßenverkehr?*

Diese Beeinträchtigung ist gegeben, wenn Sie infolge einer Einschränkung des Gehvermögens, aber auch durch innere Leiden und infolge von Anfällen oder Störungen der Orientierungsfähigkeit nicht ohne erhebliche Schwierigkeiten oder nicht ohne Gefahren für sich oder andere Wegstrecken im Ortsverkehr zurücklegen können, die üblicherweise noch zu Fuß zurückgelegt werden. Man legt hier eine innerhalb von einer halben Stunde zurückzulegende Strecke von 2 km zugrunde. Als Faustregel gilt, wer 2 km nicht innerhalb von 30 Minuten zurücklegen kann, erfüllt die Voraussetzungen für »G«.
Diese Voraussetzungen sind im allgemeinen erfüllt bei Funktionsstörungen der Beine oder der Lendenwirbelsäule, die für sich einen GdB von wenigstens 50 bedingen, sowie bei Störungen der Orientierungsfähigkeit mit erheblicher Beeinträchtigung der Bewegungsfähigkeit. Auch bei Sehbehinderung mit einem GdB ab 70, bei Schwerhörigkeit, bei hirnorganischen Anfällen, wenn die Anfälle überwiegend am Tage auftreten, kommt das Merkzeichen »G« zur Geltung.

## 6. *Was ist unter dem Merkzeichen aG zu verstehen?*

Dieses Merkzeichen ist bei Personen anzunehmen, die sich wegen der Schwere ihres Leidens dauernd nur mit fremder Hilfe oder nur mit großer Anstrengung außerhalb ihres Kraftfahrzeuges bewegen können.
Krankheiten des Herzens und der Atmungsorgane rechtfertigen eine solche Gleichstellung, wenn die Einschränkung der Herzleistung oder der Lungenfunktion, jeweils für sich allein, einen GdB von wenigstens 80 bedingen.

Eine außergewöhnliche Behinderung (aG) wird Stomaträgern nur in Ausnahmesituationen zugestanden, obwohl bei Stomaträgern ja immer einmal die Situation auftreten kann, sehr schnell und unverhofft die nächstmögliche Toilette aufsuchen zu müssen.

## 7. *Was bedeutet das Merkzeichen B?*

Dieses Merkzeichen ist bei Schwerbehinderten anzunehmen, die wegen ihrer Behinderung zur Vermeidung von Gefahren für sich oder andere bei Benutzung öffentlicher Verkehrsmittel regelmäßig auf fremde Hilfe angewiesen sind. Hierzu gehören notwendige Hilfen beim Ein- und Aussteigen, während der Fahrt oder zum Ausgleich von Orientierungsstörungen.

## 8. *Meine Nachbarin hat auch einen Schwerbehindertenausweis. Sie darf – im Gegensatz zu mir – hiermit kostenlos Zug fahren. Wie kommt das?*

Neben dem Grad der Behinderung enthält der Behindertenausweis unter Umständen auch die Merkzeichen G oder aG. G bedeutet erheblich gehbehindert und aG bedeutet außergewöhnlich gehbehindert. Hierbei ist zu berücksichtigen, daß die Einschränkung des Gehvermögens nicht etwa nur durch Behinderungen an den Beinen bedingt sein muß, sondern daß eine Einschränkung des Gehvermögens auch durch innere Leiden, durch Orientierungsstörungen oder durch Anfallskrankheiten begründet sein kann. Offensichtlich hat Ihre Nachbarin einen Schwerbehindertenausweis mit dem Merkzeichen aG, denn nur diese erheblich gehbehinderten Patienten können ebenso wie Bezieher von Arbeitslosenhilfe, Sozialhilfe, Kriegsopferfürsorge die für eine Freifahrt im öffentlichen Nahverkehr gültige Wertmarke unentgeltlich beziehen. Kostenlos erhält-

lich ist die Wertmarke auch bei den Ausweismerkzeichen H (Hilflosigkeit) oder Bl (Blindheit) und wenn gleichzeitig das Merkmal G bei diesen Patienten verzeichnet ist. Wohlgemerkt, diese Vergünstigungen gelten nur für den Nahverkehr; im Fernverkehr muß der volle Fahrpreis entrichtet werden.
Schwerbehinderte mit einem GdB von mindestens 80 können allerdings – unabhängig vom Alter – einen Seniorenpaß erwerben und somit Fahrpreisermäßigungen von 50 % erhalten; das gleiche gilt für Bezieher von Erwerbsunfähigkeitsrenten oder vorgezogenem Altersruhegeldbezug.
Eine unentgeltliche Beförderung einer Begleitperson im Nah- und Fernverkehr ist dann möglich, wenn die Notwendigkeit einer ständigen Begleitung durch die Eintragung B im Ausweis vermerkt ist.
Im innerdeutschen Flugverkehr wird bei Merkzeichen B eine Begleitperson des Schwerbehinderten unentgeltlich befördert (nähere Informationen in der Broschüre »Reisetips für behinderte Fluggäste« der Deutschen Lufthansa AG).

## 9. *Ich fühle mich benachteiligt, da ich im Gegensatz zu anderen Mitgliedern aus der Selbsthilfegruppe das Merkzeichen »**RF**« nicht habe, also nicht von der Rundfunkgebührenpflicht befreit bin.*

Entscheidend für die Gewährung der Sozialvergünstigungen, wie z. B. die Befreiung von Rundfunkgebühren im Rahmen des Schwerbehindertengesetzes, ist nicht etwa die Tatsache, daß Sie Stomaträger sind. Vielmehr ist entscheidend, wie Sie mit dem Stoma zurechtkommen und welche Auswirkungen das Stoma für Sie hat.
Wenn Sie aufgrund des Stomas tatsächlich ständig daran gehindert werden, an öffentlichen Veranstaltungen teilzunehmen, so steht Ihnen sicherlich die Befreiung von Rundfunkgebühren zu. Wenn Sie jedoch trotz des Stomas regelmäßig einer beruflichen Tätigkeit

nachgehen können, so ist dies z. B. für viele Versorgungsämter ein Indiz dafür, daß Sie öffentliche Veranstaltungen – zumindest gelegentlich – besuchen können. In diesem Fall kann es sein, daß Ihnen dieses Merkzeichen verwehrt wird.

### 10. *Aufgrund eines Unfalles hatte ich schon einen GdB von 40. Ich weiß, daß im allgemeinen Enddarmkrebspatienten mit Stoma einen GdB von mindestens 80 zugestanden wird. Addieren sich jetzt die GdBs?*

Nein, eine Addition der Einzelgrade ist nicht statthaft. Vielmehr sind die Auswirkungen in ihrer Gesamtheit und ihre wechselseitigen Beziehungen untereinander maßgebend. Diese können voneinander unabhängig sein und verschiedene Lebensbereiche betreffen. Natürlich können Sie als maximalen GdB auch nur 100 % erhalten. Im übrigen ist es nicht richtig, daß allen Krebspatienten mit Stoma automatisch ein GdB von mindestens 80 zugestanden wird. Ich kenne einige, deren GdB »nur« 50, andere, deren GdB 100 beträgt. Auch kann der GdB im Laufe der Zeit bei Krebspatienten erhöht oder erniedrigt werden.
Im allgemeinen pflegt das Versorgungsamt die schwersten Behinderungen zugrunde zulegen und der Reihe nach zu prüfen, ob und ggf. inwieweit die jeweilige Behinderung das Gesamtausmaß vergrößert. Geringwertige Gesundheitsstörungen mit einem GdB von 10 führen im allgemeinen nicht zu einer wesentlichen Zunahme der Gesamtbeeinträchtigung; auch dann nicht, wenn mehrere solcher geringwertigen Störungen nebeneinander bestehen. Bei leichten Behinderungen, entsprechend einem GdB von 20, ist ebenfalls vielfach eine Erhöhung des Gesamt-GdB nicht berechtigt.

## 11. *Wie hoch sind für mich die steuerlichen Pauschbeträge?*

Voraussetzung für die Anerkennung der Freibeträge ist der Nachweis über Art und Schwere der Körperbehinderung durch Vorlage einer Bescheinigung des Versorgungsamtes, des Gesundheitsamtes, eines entsprechenden Rentenbescheides bzw. des Schwerbehindertenausweises. Die Höhe der Pauschbeträge ergibt sich aus dem Grad der Behinderung. Er ändert sich jährlich.
Behinderte, deren Grad der Behinderung mindestens 80 % beträgt, sowie solche, deren Grad der Behinderung mindestens 70 % beträgt und bei denen darüber hinaus eine erhebliche Steh- und Gehbehinderung vorliegt, können neben dem Behindertenpauschbetrag Autokosten für Privatfahrten als außergewöhnliche Belastung bei der Steuer abziehen. Vom Finanzamt wird ein Aufwand für Privatfahrten im Umfang von 3.000 km jährlich als angemessen akzeptiert. Bei höherer Fahrleistung bedarf es eines besonderen Nachweises, z. B. durch ein Fahrtenbuch.

## 12. *Wer legt den Grad der Behinderung (GdB) fest?*

Der Grad der Behinderung (GdB) ist nach Zehnergraden abgestuft und liegt zwischen 20 und 100. Maßgeblich ist, daß der GdB wenigsten 50 beträgt, da erst dann ein Ausweis ausgestellt wird. Dies ist im allgemeinen bei Stomapatienten der Fall.
Die Feststellung des Grades der Behinderung trifft nicht etwa der Hausarzt, sondern das Versorgungsamt oder die Versorgungsärztliche Untersuchungsstelle. Als Grundlage dienen die vom Bundesminister für Arbeit und Sozialordnung herausgegebenen Anhaltspunkte für die ärztliche »Gutachtertätigkeit«. Falsch ist, wenn Sie den GdB mit einer Minderung der Arbeits- oder Berufsfähigkeit gleichsetzen. Zwar entsprechen die Prozentsätze der ehemaligen »Minderung der Erwerbsfähigkeit« (MdE) dem heutigen GdB. Der

GdB enthält jedoch keinerlei Aussage über die Leistungsfähigkeit am Arbeitsplatz. Theoretisch können Sie einen GdB von 100 haben und dennoch voll berufs- oder erwerbsfähig sein! Auch sagt der GdB nichts über die Art und das Ausmaß des Krebsleidens aus.

## 13. *Ich fühle mich zwar körperlich weitgehend gesund. Seit der Krebserkrankung habe ich jedoch beträchtliche seelische Probleme. Wird dies bei der Feststellung des GdB berücksichtigt?*

Ja. Der Begriff des Grades der Behinderung bezieht sich auf die Behinderung in allen Lebensbereichen und schließt die Auswirkungen im allgemeinen Erwerbsleben ebenso ein wie Schmerzen und seelische Beeinträchtigungen. Der Grad der Behinderung soll ein Maß darstellen für den Verlust körperlicher, geistiger oder seelischer Intaktheit.

## 14. *Hat der Schwerbehindertenausweis auch Nachteile?*

Der Schwerbehindertenausweis soll grundsätzlich nur Vorteile bringen. Es sollte allerdings auch auf eventuelle unerwünschte Nachteile hingewiesen werden, die erfahrungsgemäß leider insbesondere bei jungen Erwerbstätigen bzw. bei Auszubildenden vorkommen können. So können sich z B. Schwierigkeiten bei der Berufswahl, beim Berufswechsel und im beruflichen Fortkommen ergeben. Dies entspricht zwar in keinerlei Hinsicht den Absichten des Gesetzgebers, jedoch leider den Erfahrungen.
Übrigens muß ein »Behinderter« bei der Bewerbung angeben, ob er einen bzw. welchen GdB er hat. Tut er dies nicht, so kann das Arbeitsverhältnis aufgehoben werden.

### 15. *Ich bin nun seit 10 Jahren vom Krebs geheilt. Damals war mein Schwerbehindertenausweis auch unter Berücksichtigung einer Inkontinenz festgelegt worden. Glücklicherweise bin ich jedoch seit vielen Jahren wieder kontinent und gesund. Muß ich nun meinen Schwerbehindertenausweis abgeben? Wie lange gilt eigentlich ein Schwerbehindertenausweis?*

Der Schwerbehindertenstatus und der Grad der Behinderung (GdB) sind unabhängig davon, ob Sie geheilt sind oder nicht. Er sagt auch überhaupt nichts aus über die Schwere der Erkrankung, sondern lediglich über Funktionsbeeinträchtigungen körperlicher, seelischer oder geistiger Natur. Derartige Funktionseinschränkungen – anders ausgedrückt Behinderungen – können natürlich auch noch nach 10 Jahren bestehen.

Die Geltungsdauer eines Schwerbehindertenausweises ist generell befristet, und zwar in der Regel auf einen Zeitraum von fünf Jahren. Wird danach kein Neu- oder Änderungsantrag gestellt, so erlischt die Gültigkeit des Ausweises mit Ablauf dieser Frist. Bei jeder Beantragung wird generell der Gesundheitszustand zum aktuellen Zeitpunkt als Basis für die Überprüfung des Grades der Behinderung genommen.

Wie ich schon an anderer Stelle vermerkte, kann sich der Grad der Behinderung erhöhen oder auch verringern, je nach herrschendem Befindlichkeitszustand. Wenn Sie z. B. zu Beginn Ihrer Erkrankung vor fünf Jahren einen GdB von 50 hatten, seitdem keine Inkontinenzbeschwerden mehr haben, gesund blieben und sich auch gesund fühlen, müssen Sie mit einer Rückstufung des GdB rechnen.

### 16. *Obwohl meine Frau hilfsbedürftig ist und ich sie zu Hause nicht versorgen kann, soll sie aus dem Krankenhaus entlassen werden. Sie sei ein »Pflegefall«, hat der Oberarzt erklärt. Meine Frau in ein Pflegeheim zu stecken, wäre für mich der letzte Schritt. Welche anderen Möglichkeiten bestehen?*

Hier ist es angebracht, bei der zuständigen Pflegeversicherung einen Antrag auf Beurteilung der Pflegebedürftigkeit zu stellen. Die Pflegekasse schickt dann einen Gutachter (Arzt und/oder Pflegefachkraft), der bei Ihnen einen Hausbesuch macht und den Grad der Pflegebedürftigkeit Ihrer Frau festlegt. Maßstab für die Beurteilung der Pflegebedürftigkeit sind ausschließlich Fähigkeiten zur Ausübung der Verrichtungen des täglichen Lebens.
Scheiden Angehörige als Pflegepersonen aus, dann übernimmt die Pflegekasse Einsätze von ambulanten Pflegediensten als sogenannte »Sachleistung« bis zur Höhe von DM 750,– in Pflegestufe I

*Tabelle 14:* Stufen der Pflegebedürftigkeit

| | **Bereiche Körperpflege/Ernährung Mobilität** | **Bereich hauswirtschaftliche Versorgung** |
|---|---|---|
| **Stufe 1** | mind. *1 x täglich* Hilfe notwendig bei mind. 2 Verrichtungen | mehrfach in der Woche |
| **Stufe 2** | mind. *3 x täglich* Hilfe notwendig bei mind. 2 Verrichtungen | mehrfach in der Woche |
| **Stufe 3** | *täglich rund um die Uhr* Hilfe notwendig | mehrfach in der Woche |

bzw. DM 1.800,– in Stufe II oder DM 2.800,– in Stufe III (Stand 1996). Eine Sachleistung in Form von Pflegeeinsätzen dürfen nur Personen und Dienste erbringen, die einen Versorgungsvertrag mit den Pflegekassen abgeschlossen haben. Sie sollten sich daher bei den Kassen vorher erkundigen.
Wenn die Pflege zu Hause nicht gewährleistet ist und eine Unterbringung in einem Pflegeheim notwendig ist, beteiligt sich die Pflegeversicherung an den Kosten jeweils entsprechend der Pflegestufe.

## 17. *Wann besteht ein Anspruch auf Leistungen der Pflegeversicherung?*

Ein Anspruch auf Leistungen besteht in der Regel nur dann, wenn eine Pflegebedürftigkeit über mindestens sechs Monate vorliegt. Die Pflegebedürftigkeit wird in drei Pflegestufen, I bis III, eingestuft (Tabelle 14).
In der Pflegestufe I muß der Bedarf an Hilfe bei Körperpflege, Ernährung, Mobilität und hauswirtschaftlicher Versorgung täglich mindestens anderthalb Stunden betragen.
In der Pflegestufe II beträgt er mindestens drei Stunden und in der Pflegestufe III muß eine Pflegebedürftigkeit rund um die Uhr vorliegen.

## 18. *Ich benötige nicht nur eine Pflegekraft, sondern darüber hinaus auch zahlreiche Hilfsmittel.*

Von der Pflegeversicherung wird einerseits Pflegegeld geleistet (für eine Pflegekraft, die man selbst beschafft), und andererseits werden Pflegesachleistungen (Hilfen von ambulanten Diensten wie Sozialstationen) erbracht. Sach- und Geldleistungen können auch kombiniert werden.

Außerdem übernehmen die Pflegekassen einen Teil der Kosten für Pflegemittel (bis zu DM 60,– monatlich) und technische Hilfen (maximal DM 50,–). Bei pflegebedingten Umbaumaßnahmen – wenn z. B. Hebegeräte in die Wohnung eingebaut werden müssen – gibt es einmalige Zuschüsse von bis zu DM 5.000,–.

## 19. *Ich bin von der Operation noch sehr geschwächt und kann mein Stoma nur mit Mühe versorgen. Leider bin ich alleinstehend, und niemand hilft mir im Haushalt. Ab wann wird eine Haushaltshilfe gewährt?*

Da kein Pflegefall im Sinne der Pflegeversicherung vorliegt (Pflegebedürftigkeit muß auf Dauer bzw. für mindestens sechs Monate bestehen), sollten Sie sich vom Arzt häusliche Krankenpflege verordnen lassen (gemäß Sozialgesetzbuch V – SGB V, § 37).
In der Regel besteht der Anspruch auf häusliche Krankenpflege für vier Wochen und umfaßt die im Einzelfall erforderliche Grund- und Behandlungspflege (also auch Stomaversorgung) sowie hauswirtschaftliche Versorgung. Gemäß § 38 SGB V wird ausgesprochene Haushaltshilfe nur dann gewährt, wenn im Haushalt ein Kind lebt, das das 12. Lebensjahr noch nicht vollendet hat oder aber behindert ist. Einige Kassen leisten auch Haushaltshilfe ohne diese Bedingung (»Ermessensleistung«).

## 20. *Müssen Verwandte für Sozialhilfe aufkommen?*

Eltern sind für ihre Kinder unterhaltspflichtig und umgekehrt. Das gilt jedoch nur, wenn sie dazu auch in der Lage sind. Bei einmaligen Beihilfen wird in der Regel auf eine Prüfung verzichtet. Schwiegerkinder/-eltern sind einander nicht unterhaltsverpflichtet.

Da die Überprüfung der Unterhaltsverpflichtung je nach den persönlichen Gegebenheiten sehr unterschiedlich ausfallen kann, empfiehlt sich immer die konkrete Beratung durch einen Sozialarbeiter (z. B. Allgemeiner Sozialdienst der jeweiligen Stadt oder der Tumornachsorgeklinik). Es besteht kein Grund, von vornherein auf die möglichen Sozialleistungen zu verzichten!

## 21. *Ich bin wegen meiner Erkrankung so hilflos, daß ich nicht ohne fremde Pflege bleiben kann. Wie hoch ist die finanzielle Unterstützung? Wo stelle ich den Antrag? Welchen Anspruch habe ich auf »Hilfe zur Pflege«?*

Das hängt von dem Grad der Pflegebedürftigkeit ab und davon, ob Geld oder Sachleistungen erstattet werden sollen.
Als Sachleistung zur Pflege (z. B. Pflegeeinsätze durch ambulante Dienste) übernimmt die Pflegekasse monatlich:

- für erheblich Pflegebedürftige (Pflegestufe I) bis zu DM 750,–
- für Schwerpflegebedürftige (Pflegestufe II) bis zu DM 1.800,–
- für Schwerstpflegebedürftige (Pflegestufe III) bis zu DM 2.800,–

Das Pflegegeld im Sinne von Geldleistungen beträgt monatlich je nach Pflegestufe DM 400,– bzw. DM 800,– bzw. DM 1.300,–. Die vorgesehenen Sach- bzw. Geldleistungen können auch im Kombination gewählt werden, d. h., einen Teil der Pflege übernehmen die »professionellen Pflegedienste«, die von den Kassen direkt bezahlt werden; den anderen Teil der Versorgung übernehmen Angehörige. In diesem Fall beträgt die Sachleistung z. B. 50 %.
Das Antragsverfahren ist relativ einfach: Sie fordern bei Ihrer Krankenkasse ein Antragsformular an. Aufgrund dieses Antrags wird die Krankenkasse Berichte des Haus- oder Facharztes anfordern.

Eventuell macht der Medizinische Dienst einen Hausbesuch, um sich von der Pflegebedürftigkeit des Betroffenen zu überzeugen. Der Medizinische Dienst, nicht der Hausarzt, entscheidet über den Antrag und welcher Pflegestufe der Patient zugeordnet wird.

## 22. *Die Krebserkrankung hat meine sämtlichen Planungen über den Haufen geworfen, so auch meine Finanzen. Ich stehe finanziell vor dem Nichts und weiß nicht, wie es weitergehen soll. An wen kann ich mich in meiner Not wenden?*

Sie sollten sich in Ihren Nöten an einen Sozialarbeiter (Krankenhaussozialdienst, Allgemeiner Sozialdienst der Stadt, Wohlfahrtsverbände) wenden, der Ihnen möglicherweise Hilfsinstitutionen nennen kann. So ist z. B. die Deutsche Krebshilfe (Thomas-Mann-Straße 40, 53111 Bonn, Telefon (02 28) 7 29 90 72) mit einer einmaligen Unterstützung gerne behilflich, wenn Sie in eine finanzielle Notlage geraten sind, wenn sich Ihr Einkommen erheblich verringert hat und Ihre Zahlungsverpflichtungen bestehen bleiben oder ggf. zusätzliche Ausgaben infolge der Erkrankung anfallen.
Wenn Sie von der Zeit vor der Erkrankung her noch finanzielle Verpflichtungen haben, wie z. B. Ratenzahlungen oder Versicherungsprämien, so sollten Sie sich mit dem entsprechenden Gläubiger in Verbindung setzen. Er wird sich oftmals – und muß es im übrigen auch häufig – mit einer »Umschuldung« zufriedengeben. Möglicherweise können Sie auch Sozialhilfe beanspruchen. Hierfür empfiehlt es sich, einen Antrag beim Sozialamt zu stellen, nachdem Sie entsprechende Auskunft und Beratung beim Sozialamt, bei den Wohlfahrtsverbänden oder z. B. auch bei den Selbsthilfegruppen eingeholt haben.
Grundsätzlich soll die Sozialhilfe dann einsetzen, wenn alle anderen zur Hilfe Verpflichteten ihrer Pflicht nicht nachkommen. Dazu gehören auch Kinder gegenüber ihren Eltern und Ehepartner. Letz-

tere können auch nach einer Scheidung noch Verpflichtungen haben.
Im allgemeinen braucht die Sozialhilfe nicht zurückgezahlt zu werden. Hiervon gibt es jedoch Ausnahmen. So können z. B. Geldleistungen vom Sozialamt auch als Darlehen gewährt werden. Dies geschieht vor allem dann, wenn es sich nur um vorübergehende Notlagen (bis sechs Monate) handelt. Sollte sich dann jedoch herausstellen, daß die Notsituation andauert, so kann das Sozialamt auf die Rückzahlung des Darlehens verzichten. Eine Leistung als Darlehen kommt z. B. dann in Betracht, wenn von einer Verwertung des Vermögens deswegen abgesehen wird, weil sie unwirtschaftlich wäre.
Wenn ich sage, daß Sozialhilfe nicht zurückgezahlt werden muß, so heißt das nicht, das Sozialhilfe ggf. nicht verrechnet werden kann; so z. B. mit Rentennachzahlungen oder Unterhaltsleistungen. Wer ein halbes Jahr auf seine Rente oder auf die Unterhaltszahlungen des geschiedenen Ehepartners warten muß, in dieser Zeit Hilfe zum Lebensunterhalt vom Sozialamt bekommt und dann nach diesem halben Jahr von der Rentenanstalt bzw. vom unterhaltspflichtigen Geschiedenen eine entsprechende Nachzahlung erhält, muß diese Nachzahlung natürlich mit der Sozialhilfe verrechnen. Sonst würde er ja für dieses halbe Jahr sowohl Rente oder Unterhalt als auch Sozialhilfe beziehen.

## 23. *Ich werde in Zukunft voraussichtlich häufiger den Arzt aufsuchen müssen. Hierdurch werden viele Kosten entstehen. Ich habe gehört, daß in bestimmten Härtefällen die Zuzahlungen für Rezeptgebühr, Heilmittel und Fahrtkosten nicht geleistet zu werden brauchen.*

Die gesetzlichen Krankenkassen befreien den Versicherten dann vollständig von Zusatzkosten, wenn er für seinen Lebensunterhalt folgende Leistungen erhält:

- Sozialhilfe
- Geld aus der Kasse der Kriegsopferfürsorge
- Ausbildungsförderung
- eine Arbeits- und Berufsförderung für Behinderte oder
- wenn die Unterbringungskosten für ein Heim oder eine ähnliche Einrichtung von einem Sozialhilfeträger oder der Kriegsopferfürsorge übernommen werden.

Krankenversicherte können sich von der Zuzahlung zu Arznei- und Verbandsmitteln vollständig befreien lassen, wenn sie als Alleinstehende weniger als DM 1.652,– brutto (Stand 1996, alte Bundesländer) monatlich verdienen. Für den ersten weiteren Angehörigen im Haushalt erhöhen sich die Einkommensgrenzen um DM 619,50 und für jeden weiteren Angehörigen um DM 413,– (haben jedoch die Angehörigen ein eigenes Einkommen, so muß dieses brutto dazugerechnet werden). Also gelten folgende Grenzen:

| | |
|---|---|
| 1-Personen-Haushalt | DM 1.652,00 |
| 2-Personen-Haushalt | DM 2.271,50 |
| 3-Personen-Haushalt | DM 2.684,50 |

Oberhalb dieser Grenze tritt nur eine teilweise Befreiung ein.
Im Krankenhaus müssen immer Zuzahlungen geleistet werden. Zuzahlungen zu Arzneimitteln, für die ein Festbetrag festgelegt wurde, müssen grundsätzlich dann geleistet werden, wenn ein teureres Mittel gewählt wird, dessen Preises über dem Festbetrag liegt.

24. *Ich wurde vor einem Jahr an einem Dickdarmkrebs operiert. Das Ausbreitungsstadium war T3N1M0. Der Operateur sagte mir damals, daß ich sehr optimistisch sein dürfe, da der gesamte Tumor entfernt worden sei. Zu meinem Erstaunen machte mir jetzt die Versicherung Schwierigkeiten, als ich zur Absicherung eines Kredites eine Lebensversicherung abschließen wollte.*

Selbst dann, wenn das Karzinom nur auf die Schleimhaut (T3N0M0) begrenzt gewesen wäre, hätte die Lebensversicherung eine Zurückstellung für zwei Jahre ab dem Zeitpunkt der Operation verlangt. Je nach Risikozuschlag oder Staffelung hätte die Zurückstellung dann sieben bis zehn Jahre gedauert. Auch nach dieser Zeit hätte der Risikozuschlag zwischen 10 bis 20 Promille der Versicherungssumme pro Jahr betragen. Bei einem Ausbreitungsstadium von T3N1M0, also einem Stadium Dukes D, lehnen die Versicherungen im allgemeinen eine Lebensversicherung ab. Sie haben große Angst vor einem Rückfall.

## 25. *Welche Fahrtkosten entstehen bei Arztbesuchen?*

Bei Fahrten zur stationären Behandlung, für die aus medizinischen Gründen entweder ein Taxi, ein Kranken- oder Rettungswagen erforderlich wird, übernimmt die Krankenkasse die Kosten, die über DM 20,– hinausgehen. Das gleiche gilt bei der Entlassung aus dem Krankenhaus für die Fahrt in die Wohnung und auch für die Fahrt zu einer stationären Vorsorge- und stationären Rehabilitationsbehandlung. Der Patient zahlt also in jedem Fall DM 20,– aus der eigenen Tasche.

Bei Fahrten zur ambulanten Behandlung trägt der Versicherte – im Gegensatz zu früher – die Fahrtkosten selber. Wenn allerdings durch die ambulante Behandlung eine an sich gebotene vollstationäre oder teilstationäre Krankenhausbehandlung vermieden oder verkürzt wird, erstatten die Krankenkassen die über DM 20,– hinausgehenden Kosten. Grundsätzlich muß der Arzt die medizinische Notwendigkeit der Fahrt bestätigen. Sind viele Fahrten in Folge nötig, z. B. bei ambulanter Strahlentherapie, handelt es sich um eine Serienbehandlung.

Bei Rettungsfahrten zum Krankenhaus gilt die gleiche Regelung auch dann, wenn eine stationäre Behandlung nicht erforderlich wird.

Ist für die Rückfahrt aus der notfallmäßigen ambulanten Versorgung der Krankentransport nicht mehr nötig, sondern eine Taxifahrt ausreichend, dann müssen die Fahrtkosten wieder selbst bezahlt werden. Grundsätzlich gilt, daß Versicherte, die unter die Härtefallregelung fallen (Sozial- und Überforderungsklausel), von der Zuzahlung von DM 20,– ganz oder teilweise befreit sind.
Weitere Informationen rund um das Thema Fahrtkosten, Härtefallregelungen und viele andere Bereiche der gesetzlichen Krankenversicherung enthält die Broschüre: »Die gesetzliche Krankenversicherung«, die kostenlos beim Bundesministerium für Gesundheit, Broschürenstelle, 53108 Bonn, bestellt werden kann.

## 26. *Wieviel muß ich bei den Arznei- und Verbandmitteln zuzahlen?*

Ab 1994 ist die Höhe Ihrer Beteiligung nicht mehr von den Kosten der Arzneimittel, sondern von der Packungsgröße abhängig. Sie müssen dann DM 3,– für eine kleine Packung, DM 5,– für eine mittlere Packung und DM 7,– für eine Großpackung zuzahlen.
Grundsätzlich sind Versorgungssysteme für Stomaträger als Hilfsmittel im Sinne des Rechts der gesetzlichen Krankenkassen anzusehen. Sie sind also voll kostenerstattungsfähig. Für die Materialien, die Sie für die Versorgung Ihres Stomas benötigen, erhalten Sie ein vom Arzt erstelltes Rezept. Bitte achten Sie darauf: Stomaartikel sind von der Rezeptgebühr befreit. Ihr Arzt sollte sie nicht zusammen mit Medikamenten verordnen. Sein Arzneimittelkonto wird durch die Verordnung Ihrer Stomaversorgung nicht belastet.
Die Spitzenverbände der Krankenkassen haben ein Hilfsmittelverzeichnis erstellt, das die erstattungsfähigen Produkte enthält. Sinnvoll ist, wenn der rezeptierende Arzt sich vor Ausstellung des Rezeptes vergewissert, ob das gewünschte Versorgungssystem in diesem Verzeichnis aufgelistet ist, um damit die Kostenerstattung sicherzustellen.

## 27. *Was versteht man unter Härteklausel und Überforderungsklausel?*

**Härteklausel:** Von den Zuzahlungen für Rezeptgebühr, Heilmitteln und Fahrtkosten können Sie befreit werden, wenn Sie nicht mehr als DM 1.652,– monatliches Bruttoeinkommen haben. Diese Grenze erhöht sich für Ihren ersten Angehörigen um DM 619,50 und für jeden weiteren Angehörigen im gemeinsamen Haushalt um DM 413,–.

**Überforderungsklausel:** Haben Sie und Ihre Angehörigen (Ehegatte und Kinder) höhere Bruttoeinnahmen, so werden Sie mit den Zuzahlungen bis zu einem Betrag in Höhe von 2 % Ihrer Bruttoeinnahmen belastet. Bei dieser Belastungsgrenze werden Familienabschläge berücksichtigt. Bei Einkommen über DM 6.000,– monatlich (jährlich DM 72.000,–; siehe auch Frage 23) beträgt die Bemessungsgrenze 4 %.

# 17 *Welche Konsequenzen ergeben sich für meine berufliche Tätigkeit?*

Fragen zu beruflicher Belastung, Erwerbsfähigkeit, Krankengeld, Berentung etc.

## 1. *Werde ich trotz der Krebserkrankung wieder arbeiten können? Wirkt sich die Wiederaufnahme meiner beruflichen Tätigkeit negativ auf das Risiko einer Krebswiedererkrankung aus?*

Es gibt keinerlei Hinweise, daß Arbeit das Krebswiedererkrankungsrisiko beeinflussen könnte. Hingegen spricht vieles dafür, daß eine vorzeitige Berentung und Invalidität eine Minderung Ihrer Leistungsfähigkeit und Lebensqualität bedeutet. Die Arbeit bewahrt vor der Gefahr der Isolierung, sie bietet manchem die einzige Möglichkeit sozialer Kontakte und verschafft schließlich auch Selbstbestätigung.
Allein die Tatsache, Krebs gehabt zu haben, stellt keinen Grund für berufliche Untätigkeit her.

## 2. *Werde ich trotz des künstlichen Darmausganges wieder arbeiten können?*

Ich würde lügen, wenn ich Ihnen vorgaukelte, daß Sie jede berufliche Tätigkeit wieder mit der gewohnten Leistungsfähigkeit aus-

üben können. Umgekehrt wäre es jedoch genauso falsch, einen Stomaträger als nicht mehr arbeits- und leistungsfähig einzustufen.
In der Tabelle 15 finden Sie einige Belastungen, die Sie wegen des künstlichen Darmausganges meiden sollten. Üben Sie keine Tätigkeiten aus, die mit einer Belastung der Bauchmuskulatur einhergehen. Sie riskieren sonst einen Bauchwandbruch.

### 3. *Ich bin Handelsvertreter und übernachte jede Woche in verschiedenen Hotels. Da ich irrigiere, bin ich von der allgemeinen Beutelversorgung unabhängig.*

Sie können durchaus arbeiten und reisen. Möglicherweise kann die Irrigation für Sie in manchen Hoteltoiletten allerdings mit Schwierigkeiten verbunden sein. Sie sollten sich ein Irrimatic-Gerät zulegen; dann sind Sie unabhängiger.

*Tabelle 15:* Arbeitsbelastungen, die Sie wegen des Stomas meiden sollten

- schwere körperliche Belastungen
  (dazu gehören Hebearbeiten, Überkopfarbeiten, Arbeiten, die mit starken Erschütterungen verbunden sind und bei denen Sie häufig mehr als 5 kg heben müssen)
- ungünstige Arbeitshaltung
  (z. B. Arbeiten in der Hocke oder im Liegen)
- extreme Klimasituationen (z. B. Hitzearbeiten)
- ungünstige Arbeitszeit (Schicht- und Nachtarbeit)
- ungünstige Arbeitspausen. Sie brauchen regelmäßige Pausen von ausreichender Länge, damit Sie regelmäßig und in Ruhe Ihre Mahlzeiten einnehmen können
- taktgebundene Arbeiten. Sie müssen eine individuelle Pause einlegen können, ohne den Arbeitsfluß der Kollegen zu stören.

## 4. *Ich bin in der Landwirtschaft tätig. Werde ich noch arbeiten können?*

Wenn Sie die in Tabelle 15 erwähnten Belastungen während Ihrer Tätigkeit vermeiden, so können Sie theoretisch durchaus vollschichtig arbeiten. Tätigkeiten in der Landwirtschaft, bei denen Sie nicht heben und tragen müssen, sind für mich allerdings schwer vorstellbar!

## 5. *Ich bin Berufsfahrer. Bestehen gegen eine Wiederaufnahme meiner Arbeit Bedenken?*

Wenn Sie mit der Beutelversorgung gut zurechtkommen oder gar irrigieren, bestehen kaum Einwände. Natürlich sollten Sie immer eine Ersatzversorgung im Auto mitführen.
Auch müssen Sie immer mit einer »Panne« und der Situation rechnen, plötzlich eine Toilette aufsuchen zu müssen. Busfahrern, Straßenbahnfahrern, Taxifahrern oder Zugführern mit künstlichem Darmausgang rate ich daher von ihrer beruflichen Tätigkeit ab! Die Gründe für die Pannen können sein: Schwierigkeiten mit der Stomaversorgung, Undichtigkeiten, Durchfall, Blähungen und, extrem selten, starke Geruchsentwicklung.

## 6. *Ich bin Bankangestellter und möchte möglichst bald wieder arbeiten. Kann ich dies?*

Hiergegen bestehen bei guter Stomaversorgung keine Bedenken. Wenn Sie die Irrigation durchführen können, werden Sie auch kaum den anderen Mitarbeitern gegenüber benachteiligt sein. Die Geruchsentwicklung und die Geräusche sind bei einer Irrigation ja wesentlich geringer.

Sitzende Tätigkeiten sind am Anfang häufig mit Schmerzen verbunden. Diese Schmerzen legen sich jedoch erfahrungsgemäß nach einigen Wochen. Spätestens sechs Monate nach der Operation sind die meisten Arbeiten in sitzender Haltung wieder möglich.

## 7. *Ich bin selbständiger Geschäftsmann und sehe mit gewissen Ängsten einer Wiederaufnahme meiner Tätigkeit entgegen.*

Warum? Vorausgesetzt, Sie beherrschen die Beutelversorgung oder irrigieren sogar, so steht einer vollen Arbeitstätigkeit nichts entgegen. Sie können an Besprechungen, Kursen, Geschäftsreisen und Geschäftsessen in vollem Umfang teilnehmen.

## 8. *Ich bin Lehrer. Die gelegentliche Geräuschentwicklung irritiert mich und die Schüler. Was kann ich zur Verminderung der Lautstärke beitragen?*

Mehrere Möglichkeiten bieten sich an. Ich gehe davon aus, daß Sie die prophylaktischen diätetischen Maßnahmen (siehe Kapitel 9) beherzigen. Sie sollten vor dem Unterricht irrigieren. Im allgemeinen sind Sie die ersten sechs Stunden nach der Irrigation frei von lästigen Blähungen. Tragen Sie übrigens einen »Stöpsel«? Er mindert merklich die Geruchs- und Lärmbelästigung.

## 9. *Ich bin Soldat. Werde ich jetzt in den Ruhestand versetzt?*

Das ist sicherlich nicht nötig, auch wenn Sie nicht mehr als Soldat, z. B. im Panzer oder Flugzeug, eingesetzt werden können. Schließlich gibt es ja sehr viele andere Arbeiten, die bei der Bundeswehr durchgeführt werden und die nicht mit starken körperlichen Belastungen einhergehen. Eine Arbeitsplatzumsetzung ist mit Sicherheit möglich. Nicht der Beruf, sondern die in dem Beruf ausgeübte Tätigkeit entscheidet über die Arbeits- und Berufsfähigkeit.

## *10. Dank des Irrimatic-Gerätes kann ich meinen Beruf als Reisender weitgehend problemlos ausüben. Leider macht mir die Krankenkasse jedoch bei der Kostenerstattung dieses Gerätes große Schwierigkeiten.*

Im allgemeinen werden die Kosten von den Kassen dann problemlos übernommen, wenn 1. das Gerät vom Arzt rezeptiert wird, 2. Sie vor Erwerb eines Gerätes einen Kostenvoranschlag einreichen und 3. eine ärztliche Begründung für die Verordnung dieses Gerätes angefügt wurde. Als Begründung reicht z. B. »der Spülvorgang wird erheblich verkürzt« oder »das Wasser läuft besser ein« oder »die Aufhängevorrichtung entfällt«.
Sollten Sie dennoch Schwierigkeiten mit der Kostenerstattung durch die Krankenkasse haben, so wenden Sie sich an Ihren Rentenversicherungsträger (z. B. LVA, BfA oder Knappschaft), der im Rahmen der berufsfördernden Leistungen nach § 11 Reha-Angleichsgesetz, 14 AVG, 1237 A RVO und 36 A RKG Maßnahmen zur beruflichen Anpassung finanziert. Die Rentenversicherungen sind naturgemäß sehr interessiert an der Fortführung Ihrer beruflichen Tätigkeit und geben Ihnen hierfür alle denkbar möglichen Hilfen und Unterstützungen.

## *11. Sollte ich meine Arbeitskollegen über das Stoma informieren?*

Diesbezüglich gibt es keine pauschalen Empfehlungen. Entscheidend ist Ihr Verhältnis zu Ihren Kollegen. Gesetzlich sind Sie noch nicht einmal dazu verpflichtet, dem Betriebsarzt Ihre Erkrankung bzw. Ihre Behinderung zu melden. Der Betriebsarzt hingegen ist gesetzlich verpflichtet, bei Kenntnis Ihrer Krankheit den Arbeitgeber zu informieren, damit dieser Sie entsprechend Ihrer Behinderung leistungsgerecht bzw. behinderungsgerecht einsetzt.

Bei irrigierenden Stomaträgern besteht ja eine weitgehende Unabhängigkeit von der Stomaversorgung, weswegen diese »Behinderung« die anderen nichts anzugehen braucht. Andererseits werden Sie, wenn Sie z. B. als Beutelträger ab und zu während der Arbeitszeit eine Toilette aufsuchen und sich dort länger als Ihre Kollegen aufhalten müssen, sicherlich Ihren engsten Arbeitskollegen erklären, warum dies so sein muß. Sie ersparen sich so den Verdacht der Drückebergerei.

Auch wenn Sie erwarten, daß Ihre Vorgesetzten Sie Ihrem körperlichen Zustand angemessen einsetzen, müssen Sie sie vorher entsprechend über das Stoma aufklären. Unterstellen Sie dabei nicht, daß Vorgesetzte medizinisch vorgebildet sind und sofort wissen, wovon Sie sprechen. Wenn Ihnen ein aufklärendes Gespräch schwerfällt, hilft Ihnen vielleicht dieser Ratgeber weiter. Lassen Sie Ihren Vorgesetzten doch einfach dieses »berufliche Kapitel« nachlesen.

### 12. *Sehr gerne würde ich trotz meiner Operation weiterarbeiten. Ich fühle mich auch durchaus leistungsfähig. Ich bin mir jedoch nicht sicher, ob ich im Betrieb keine Schwierigkeiten bekomme, wenn dort meine Krebserkrankung bekannt wird und durch häufige Arztbesuche Fehlzeiten entstehen. Welche Vergünstigungen bzw. welchen Schutz habe ich durch den Schwerbehindertenausweis?*

Das Schwerbehindertengesetz bzw. der Schwerbehindertenausweis sieht beträchtliche Schutzmaßnahmen im Arbeitsleben für berufstätige Krebspatienten vor. Zu diesen gehören:

- besonderer Kündigungsschutz; Erfordernis der Zustimmung der Hauptfürsorgestelle zur Kündigung des Arbeitgebers
- Zusatzurlaub (nicht für Gleichgestellte)
- Freistellung von Mehrarbeit/Überstunden
- nachgehende Hilfen am Arbeitsplatz
- bevorzugte Berücksichtigung bei betrieblichen Fortbildungskursen
- Arbeitsberatung und Arbeitsvermittlung für Schwerbehinderte.

Bei 35 anrechnungsfähigen Versicherungsjahren können Schwerbehinderte bereits schon mit 60 statt mit 63 Jahren in Rente gehen.

## 13. *Aufgrund der Darmoperation kann ich meine bisherige Tätigkeit nicht mehr ausüben. Wer kann mich beraten, ob, wie und wo ich mich umschulen lassen könnte?*

Auch hier bieten sich mehrere Möglichkeiten an. Sie sollten mit den zuständigen Rehabilitationsberatern, Psychologen und arbeits- und sozialmedizinischen Beratern des Arbeitsamtes, der Rentenversicherung oder gar der Tumornachsorgeklinik die Probleme und Hilfsmöglichkeiten besprechen. Je früher Sie dies tun, um so besser.
In einigen Tumornachsorgekliniken – so z. B. in der Tumornachsorgeklinik Bergisch-Land in Wuppertal – besteht sogar gleichzeitig die Möglichkeit, an einer Arbeitserprobung bzw. Belastungserprobung teilzunehmen. Die verschiedensten Berufstätigkeiten und Arbeitsplätze können in dieser Tumornachsorgeklinik erprobt werden. Stellt sich während des Tumornachsorgeaufenthaltes Ihre Eignung für eine bestimmte Tätigkeit heraus – und finden Sie Gefallen an dieser Tätigkeit –, so kann und sollte möglichst bald eine Umschulung in die Wege geleitet werden. Sie dauert in der Regel zwei Jahre und sollte in einem anerkannten Ausbildungsberuf mit Kam-

merabschluß enden. Die Kosten hierfür brauchen Sie nicht aufzubringen. Die Erlernung eines neuen Berufes kann in einem Betrieb, einer Weiterbildungseinrichtung oder in einem Berufsförderungswerk erfolgen.
Das Ausbildungsangebot in den Berufsförderungswerken umfaßt z. B. die kaufmännischen und verwaltenden, die gewerblich-technischen Berufe sowie Berufe des Gesundheits- und Sozialwesens. Unter dem Titel »Berufsförderungswerk« ist beim **Bundesministerium für Arbeit und Sozialordnung, Rochusstraße 1, 53123 Bonn,** eine ausführliche Broschüre erhältlich. Sie gibt auch Auskunft über die Aufnahmebedingungen, die Standorte und die Bildungsangebote.

## 14. *Ich möchte sobald wie möglich wieder arbeiten. Mein Arbeitgeber – mit dem ich im übrigen ein gutes Verhältnis habe und der von meiner Erkrankung weiß – sagt, daß er mich gerne weiter beschäftigen würde. Allerdings wird er nicht viel Rücksicht auf meine Behinderung nehmen können. Gibt es hier irgendwelche Hilfen, eventuell auch für den Arbeitgeber?*

Mehre Möglichkeiten bzw. Hilfen bieten sich in Ihrem Fall an:
Sie können »stufenweise«Ihre Arbeit wieder aufnehmen. Eine derartige Wiederaufnahme der Arbeit kann z. B. in der Art erfolgen, daß Sie zuerst zwei bis drei Stunden täglich arbeiten, dann nach einigen Monaten vier- bis sechsstündig, dann sechs- bis achtstündig und schließlich vollschichtig. Während dieser Zeit erhalten Sie das volle Gehalt, das in diesem Fall nicht etwa vom Arbeitgeber, sondern auch von der Krankenkasse bezahlt wird.
Im Rahmen der Berufsförderungsmaßnahmen können dem Arbeitgeber die Kosten für technische Arbeitshilfen sowie Maßnahmen zur Einrichtung eines behindertengerechten Arbeitsplatzes erstattet

werden. Die Arbeitsämter bzw. Rentenversicherungsträger sind nämlich sehr daran interessiert, daß Sie Ihren bisherigen Beruf weiter ausüben können bzw. Ihr Arbeitsplatz erhalten bleibt. Aus diesem Grunde werden teilweise beträchtliche Einarbeitungszuschüsse oder weitere Eingliederungshilfen bei einer erforderlichen Arbeitsplatzumsetzung innerhalb des Betriebes erstattet.
Auch berufliche Fortbildung kann zur Arbeitsplatzsicherung beitragen. Die Arbeitsämter und die Rentenversicherungsträger unterstützen eine derartige berufliche Fortbildung. Von der hierdurch erlangten höheren Qualifizierung profitieren nicht nur Sie, sondern auch Ihr Arbeitgeber.

## 15. *Wer hat Anspruch auf Krankengeld? Wie lange wird Krankengeld gewährt?*

»Versicherte haben Anspruch auf Krankengeld, wenn die Krankheit sie arbeitsunfähig macht oder sie auf Kosten der Krankenkasse stationär in einem Krankenhaus, einer Vorsorge- oder einer Rehabilitationseinrichtung behandelt werden«.
Der Arbeitgeber zahlt bei Krankheit für eine Dauer von bis zu sechs Wochen 80 % des Gehalts weiter, sofern tarifvertraglich keine andere Regelung getroffen ist. Danach zahlt die gesetzliche Krankenkasse 70 % des entgangenen regelmäßigen Arbeitsentgelts bis maximal 78 Wochen innerhalb von drei Jahren, gerechnet vom Tag der Arbeitsunfähigkeit an. Seit dem Gesundheitsreformgesetz (GRG) 1989 ist eine erneute Zahlung von Krankengeld nach Ablauf von drei Jahren wegen derselben Krankheit nur möglich, wenn der Versicherte zwischendurch sechs Monate »nicht wegen dieser Krankheit arbeitsunfähig« und wenn er arbeitstätig oder arbeitssuchend gemeldet war. Tritt während der Arbeitsunfähigkeit eine weitere Krankheit hinzu, so wird die Leistungsdauer nicht verlängert.
Bei Privatversicherten ist das Krankengeld bzw. die Lohnfortzahlung vom individuellen Vertrag abhängig.

Nach Ablauf von drei Jahren lebt der Anspruch auf Krankengeld wieder auf, wenn bei Beginn des neuen Dreijahres-Zeitraumes eine Versicherung mit Anspruch auf Krankengeld besteht und der Versicherte in der Zwischenzeit mindestens sechs Monate wegen derselben Krankheit nicht arbeitsunfähig war und er mindestens sechs Monate einer Erwerbstätigkeit nachgegangen ist bzw. der Arbeitsvermittlung zur Verfügung gestanden hat.
Ist ein Versicherter, der Krankengeld bezieht, aufgrund eines ärztlichen Gutachtens als erwerbsunfähig anzusehen, kann ihm die Krankenkasse eine Zehn-Wochen-Frist setzen. Dies bedeutet, daß er innerhalb dieser Frist einen Antrag auf medizinische Maßnahmen zur Rehabilitation stellen muß, damit der Anspruch auf Krankengeld nicht entfällt. Wird der Antrag nicht gestellt, entfällt das Krankengeld nach Ablauf der Zehn-Wochen-Frist; ist das Beschäftigungsverhältnis gelöst, so endet mit diesem Zeitpunkt auch die Mitgliedschaft. Bei späterer Antragstellung lebt der Anspruch auf Krankengeld, nicht jedoch die Versicherung wieder auf.

## 16. *Wie lange zahlt mein Arbeitgeber das Gehalt bzw. den Lohn fort?*

Bei krankheitsbedingter Arbeitsunfähigkeit des Arbeitnehmers ist der Arbeitgeber verpflichtet, 80 % des Bruttogehalts bis zu einer Dauer von sechs Wochen weiterzuzahlen, sofern tarifvertraglich keine andere Regelung getroffen ist. Je nach Vertragsgestaltung und Betriebszugehörigkeit können die Zeiten länger sein.
Wird der Arbeitnehmer innerhalb eines Jahres wiederholt wegen derselben Krankheit arbeitsunfähig, so verliert er nach sechs Wochen den Anspruch auf Entgelt. Er ist verpflichtet, dem Arbeitgeber die Arbeitsunfähigkeit und die Dauer der Erkrankung unverzüglich (vor Ablauf des dritten Tages) durch eine ärztliche Bescheinigung nachzuweisen.

## 17. *Kann mir mein Arbeitgeber kündigen, obwohl ich Schwerbehinderter bin?*

Schwerbehinderte sind gegen Kündigung besonders geschützt. Jeder Auflösung oder Änderung des Arbeitsverhältnisses von Schwerbehinderten muß vorher die Hauptfürsorgestelle zustimmen. Es ist also ein Irrtum, wenn Sie als »gesetzlich anerkannter Schwerbehinderter« glauben, daß Ihnen nicht gekündigt werden könne. Die Kündigung ist allerdings wesentlich schwieriger und nur nach zusätzlicher Einschaltung der Hauptfürsorgestelle möglich. Diese wird bei kleineren Betrieben möglicherweise eher einer Kündigung zustimmen als bei Großbetrieben.

## 18. *Kann ich bestimmte Arbeiten in meinem Betrieb ablehnen?*

Schwerbehinderte können Mehrarbeit ablehnen, damit ihre Leistungsfähigkeit nicht über Gebühr in Anspruch genommen wird. Zur Chancengleichheit im beruflichen Wettbewerb erhalten Schwerbehinderte darüber hinaus sogenannte begleitende Hilfen im Arbeits- und Berufsleben. Sie sind darauf ausgerichtet, daß der Behinderte in seiner sozialen Stellung nicht absinkt.

Aufgabe der begleitenden Hilfe ist es auch, im Arbeits- und Berufsleben auftretende Schwierigkeiten zu beseitigen. Zu diesem Zweck führt die Hauptfürsorgestelle, die dafür zuständig ist, regelmäßig oder aus besonderem Anlaß Betriebsbesuche durch, um an Ort und Stelle die Verhältnisse zu überprüfen.

## *19. Mir wurde ein GdB (Schwerbehindertengrad) von 100 zugestanden, und trotzdem gelte ich als arbeitsfähig. Wie ist das möglich?*

Der GdB (Grad der Behinderung) hat nichts mit der Berufs- oder Erwerbsfähigkeit zu tun. Aus dem GdB kann nicht auf das Ausmaß der beruflichen Leistungsfähigkeit geschlossen werden. Dies gilt auch für die anders definierten Begriffe der BU (Berufsunfähigkeit) oder EU (Erwerbsunfähigkeit) in der Rentenversicherung oder der »Arbeitsunfähigkeit« oder »Dienstunfähigkeit«.

## *20. Wer berät mich bei beruflichen Fragen?*

Leider nehmen viele Akutkliniken und auch Hausärzte diese wichtige Aufgabe nicht genügend wahr. Arbeitsämter, Betriebsärzte und Medizinischer Dienst führen häufig auch erst nach Aufforderung eine Beratung durch.
Eine wichtige Aufgabe der Tumornachsorgekliniken ist es, die Patienten während der Anschlußbehandlung zu beraten und – natürlich nur mit ihrer Zustimmung – den Betriebsarzt oder den Rentenversicherungsträger zu informieren. Zusammen mit diesen beraten die Tumornachsorgekliniken den Erkrankten bezüglich der bestehenden oder zu erwartenden Einschränkungen seiner Berufs- und Erwerbsfähigkeit. Eine gute Tumornachsorgeklinik zeichnet sich gerade dadurch aus, daß sie nicht nur bei medizinisch-onkologischen, bei körperlichen und seelischen Fragen behilflich ist, sondern daß sie auch in sozialer Hinsicht und bei bestehenden oder zu erwartenden beruflichen Problemen berät und Hilfen in die Wege leitet.
In dem Entlassungsbrief der Rehabilitationsklinik wird im allgemeinen der Arzt Stellung zu der Frage nehmen, ob eine Erwerbsunfähigkeit zu erwarten ist und ob durch eventuelle Rehabilitationsmaßnahmen eine Berufs- oder Erwerbsunfähigkeit behoben werden kann.

## 21. *Wer berät mich bei Rentenfragen, und was kostet diese Beratung?*

Es gibt vier offizielle Anlaufstellen:

- die Rentenanstalten (BfA, LVA, Knappschaft)
- die Auskunfts- und Beratungsstellen der Rentenanstalten
- das öffentliche Versicherungsamt
- die Versicherungsältesten.

Hinzu kommen zugelassene private Rentenberater, staatlich geprüfte Rentenexperten, für die ein Honorar nach der amtlichen Gebührenordnung bezahlt werden muß. Normale Beratungsfälle kosten etwa DM 380,– (Stand 1995).
Die Rentenberatung in der Rehabilitationsklinik ist kostenlos. Zumindest die AHB-Kliniken beschäftigen einen Rentenberater, der Ihnen kostenlos zur Verfügung steht.
Eine ausschließlich in Deutschland eingerichtete Auskunftsstelle ist das Bürgertelefon beim Bundesministerium für Arbeit und Sozialordnung in Bonn. Sie können sich hier telefonisch jede Woche von 8 bis 20 Uhr bei Fragen zur Rente, (01 30) 62 80, zur Pflegeversicherung, (01 30) 62 81, und Mobilzeit-Arbeit, (01 30) 62 82, beraten lassen.

## 22. *Wie ist meine Familie nach meinem Ableben versorgt?*

Die Witwenrente oder Witwerrente beträgt im allgemeinen 60 % der Rente.
Die Höhe der Waisenrente beträgt bei Halbwaisen 10 %, bei Vollwaisen 20 % der Rente; sie erhöht sich um den Betrag von DM 152,90 bei Halbwaisen und um DM 263,90 bei Vollwaisen.
Nach dem Gesetz ab 1. 1. 1986 werden Mann und Frau gleich behandelt, d. h. Witwer und Witwen erhalten 60 % Hinterbliebenenrente des Verstorbenen – allerdings unter 40%iger Anrechnung des Betrages, der den dynamischen Freibetrag übersteigt.

# *Erklärung von Fachausdrücken*

**Adenokarzinom:** Besondere Gewebeform eines Karzinoms. Das Adenokarzinom ist die häufigste Gewebeform bei Darmkarzinomen. Andere wesentlich seltenere Gewebeformen sind Lymphome oder gar Plattenepithelkarzinome.

**Adenom:** Gutartiger Drüsentumor. Bestimmte Darmadenome und Polypen gelten als Vorstufen für Krebs.

**Adjuvante Therapie:** Eine die Operation oder Strahlentherapie unterstützende Behandlung, wobei aufgrund der vorausgegangenen Therapie ein manifester Tumor nicht mehr nachweisbar ist. Diese Behandlung kann hormonell (adjuvante Hormontherapie), zytostatisch (adjuvante Chemotherapie), immunologisch (adjuvante Immuntherapie) oder strahlentherapeutisch (adjuvante Strahlentherapie) sein.

**Alternative Medizin:** Auch Außenseitermedizin oder Paramedizin genannt. Die biologische Krebstherapie wird in der westlichen Welt allgemein als alternative Krebstherapie bezeichnet. Sie selbst bezeichnet sich als »vierte Säule« der Krebsbehandlung, obwohl sie häufig die anderen drei Säulen (Operation, Strahlen- und Chemotherapie) ablehnt. Zur alternativen Krebstherapie zählen Krebsdiäten, Enzyme, physikalische Therapiemaßnahmen, wie z. B. die Überwärmungstherapie, die Ozontherapie, die Sauerstoff-Mehrschritt-Therapie, aber auch andere mehr oder weniger magische Maßnahmen wie Wasseradern, Erdstrahlen, Pendelung.

**Anämie:** Blutarmut.

**Analgetikum:** Schmerzmittel.

**Analkarzinom:** Ein seltener Krebs, der sich direkt am After befindet. Bei Analkarzinom-Patienten wird häufig ein Stoma angelegt.

**Anastomose:** Die operativ angelegte Verbindungsstelle des zuvor durchtrennten oberen und unteren Darmsegments.

**Anastomositis:** Entzündliche Veränderung an der Operationsnarbe.

**Andruckplatten:** Sie gehören zur Stomaversorgung und sollen den Druck parastomal erhöhen und sind bei bestimmten Stoma-Anlagen zur Dichtigkeit zu empfehlen. Sie werden mit Hilfe eines Gürtels am Körper befestigt.

**Anschlußheilbehandlung (AHB):** Vier- bis sechswöchiger stationärer Aufenthalt in einer Rehabilitationsklinik im Anschluß an eine Behandlung in einem Akutkrankenhaus oder an eine ambulante Strahlentherapie. Für eine derartige AHB empfehlen sich besonders spezialisierte Tumor-AHB-Kliniken. Während der AHB sollte der Stomapatient lernen, mit den neuen Problemen – dem Stoma und dem Krebs – zurechtzukommen. Die AHB darf nicht mit einem Erholungsaufenthalt verwechselt werden.

**Anus praeter:** Häufig benutzter Ausdruck für den künstlichen Darmausgang. Heute benutzt man statt dessen lieber spezifische Ausdrücke wie z. B. Colostoma oder Ileostoma oder Sigmoidstoma.

**Astronautenkost:** Hochenergetische und nährstoffreiche, mit Vitaminen angereicherte Zusatznahrung.

**Ausstreifbeutel:** Stomabeutel, die besonders für dünnen und unregelmäßigen Stuhl, also für Ileostomaträger geeignet sind. Der Ausstreifbeutel wird am unteren offenen Ende mit einer Klammer verschlossen. Ist der Beutel voll, so hält man ihn über die Toilette und streift den Inhalt heraus.

**Autogenes Training:** Übungen, die ebenso wie die progressive Muskelrelaxation bei den Betroffenen Entspannung und Angstbefreiung bewirken sollen. Während die progressive Muskelrelaxation auf der Ebene der Willkürmuskulatur ansetzt, geht es beim Autogenen Training um eine konzentrative (also mentale) Übung.

**Ballaststoffe:** Unverdauliche pflanzliche Bestandteile der Speisen, die u. a. die Darmtätigkeit anregen. Sie werden auch als Pflanzen- oder Nahrungsfasern, nicht verwertbare Kohlenhydrate, Schlacken- oder Faserstoffe bezeichnet.

**Berostom-Beutel:** Diese Beutel zeichnen sich durch eine in der unmittelbaren Stomaumgebung gewölbte Andruckfläche aus, die vor allem bei tiefliegender und problematisch versorgbarer Stomaanlage vorteilhaft sein kann.

**Biological response modifiers:** Substanzen, deren Gabe im Körper eine biologische Antwort auslöst, verstärkt oder verändert. Durch sie sollen die Abwehrkräfte mobilisiert werden. Es handelt sich bei der Therapie mit Biological response modifiers um eine Immuntherapie.

**Biopsie:** Untersuchung von Gewebe, das dem lebenden Körper entnommen wird. Mit Hilfe von Ultraschall oder auch der Computertomographie läßt sich das Gewebe relativ gezielt entfernen.

**Bougierung:** Erweiterung des (meist narbigen) Darmrohrs oder auch der Harnröhre oder Luftröhre mit einem speziellen Katheter (Bougie).

**Chemotherapie:** Anderer Ausdruck für zytotoxische Therapie. Sie soll die Vermehrung der Tumorzellen verhindern und die Verkleinerung oder gar Beseitigung des Tumors bewirken.

**Coecalfistel:** Operativ angelegte Fistel, die zur Entlastung des Darms bzw. der Operationsnaht manchmal vorübergehend angelegt wird.

**Colitis ulcerosa:** Siehe Kolitis ulcerosa.

**Colon:** Siehe Kolon.

**Colon Conduit:** Urinstoma, bei dem die Harnleiter in ein ausgeschaltetes Dickdarmstück eingepflanzt werden. Ein Ende wird dabei verschlossen und das andere als Stoma aus dem Bauch herausgeleitet.

**Darmvorfall:** Siehe Stomaprolaps.

**Dermatitis:** Hautentzündung.

**Deutsche ILCO:** Siehe ILCO.

**Divertikel:** Gutartige, meist sackförmige Ausstülpung der Darmwand, bedingt durch lokale Bindegewebsschwächen.

**Doppelläufiges Stoma:** Stomaanlage mit zwei Öffnungen, die zur Ruhigstellung eines Darmabschnitts angelegt werden.

**Dukes-Stadieneinteilung:** Eine Klassifikation der Darmtumore entsprechend ihrer Ausdehnung, ähnlich der TNM-Klassifikation. Man unterscheidet Dukes A bis Dukes D.

**Endogen:** Im Körper selbst, im Körperinneren entstehend.

**Endoskopie:** Ausleuchtung und Ausspiegelung von Hohlorganen oder Körperhöhlen mit Hilfe des Endoskops.

**Endständige Stomaanlagen:** Im Gegensatz zur doppelläufigen Stomaanlage liegt hier nur eine Öffnung des Darm nach außen vor. Diese ist im Gegensatz zur doppelläufigen Stomaanlage häufig nicht mehr zurückverlegbar. Sie wird in der Regel dann durchgeführt, wenn der nach dem Stoma liegende Darmabschnitt vollständig entfernt werden mußte.

**Ergotherapie:** Heilbehandlung durch Beschäftigung. Fließende Übergänge von der Beschäftigungs- zur Kunsttherapie sind möglich. Eine Ergotherapie kann besonders für Krebspatienten mit psychischen Problemen sinnvoll sein. Sie kann zwar ambulant durchgeführt werden, ist jedoch eine Domäne der meisten Nachsorgekliniken.

**Eutonie:** Zustand größtmöglicher Ausgeglichenheit. Durch Übungen der Eutonie soll eine bewußtseinserweiternde Einstellung gewonnen werden. Die Beziehung zu sich selbst und der Umwelt soll hierdurch verbessert werden.

**Familiäre adenomatöse Polyposis:** Siehe Polyposis coli.

**Fistel:** Abnormer, röhrenförmiger Gang, der von einem Hohlorgan oder einem Hohlraum ausgeht und an der Körperoberfläche ausmündet oder nur im Körperinneren verläuft und eventuell mehrere Organe verbindet. Eine Fistel kann z. B. von der Blase oder der Scheide zum Darm oder durch die Bauchhaut gehen.

**Frischzellentherapie:** Unspezifische Immuntherapie, die die Abwehrzellen im Körper anregen soll. Bei der Frischzellentherapie werden gerne tierische Organzellen (z. B. von Thymus) gegeben. Sie können gespritzt, aber auch in Tablettenform genommen werden. Besonders beliebt ist die Gabe von Zellen ungeborener Lämmer. Diese Zellen sollen eine revitalisierende Wirkung haben.
Der Nutzen dieser Frischzellentherapie konnte bislang – außer dem finanziellen Erfolg für die sie vertreibende Pharmaindustrie – niemals eindeutig belegt werden. Hingegen sind einige Zwischenfälle bekannt, und Wissenschaftler vermuten auch nicht unbeträchtliche gesundheitliche Spätschäden, wenn Thymuspräparate gespritzt werden.

**Gastrointestinal:** Magen und Darm betreffend.

**Gesprächstherapie:** Eine hilfreiche Methode zur Entspannung und zur Bewältigung von Problemen. Sie wird einzeln oder in Gruppen mit einem Psychologen oder Arzt durchgeführt.

**Grading:** Abstufung der Bösartigkeit von Tumorgewebe. Man unterscheidet G 1 bis G 4 (Differenzierung).

**Hämokkult:** Ein Verfahren zur Untersuchung auf Blut im Stuhl.

**Hartmannsche Operation:** Der Mastdarm wird bei dieser Operation belassen, das obere Ende allerdings mit verschlossen. Der Anus bleibt intakt und sondert nur Schleim ab, da der obere Stumpf ja vernäht ist.

**Hautirritation:** Hautreizung. Die Vorstufe der Hautirritation ist eine Rötung der Haut. Geht diese Rötung vorüber, muß sie keine Bedeutung gehabt haben. Ist sie allerdings ständig vorhanden, zeigt dies einen Fehler in der Stomaversorgung an. In den häufigsten Fällen ist dies eine ungenügend dichte Versorgung. Hierbei gelangt Stuhl auf die Haut, wodurch ihr natürlicher Fett- und Säuremantel zerstört wird. Schmerzen und starke Rötung der Haut sind die Folge.

**Hautschutzplatte:** In den letzten Jahren wurden Hautschutzplatten und -ringe entwickelt, die von einigen Firmen aus natürlichen Substanzen, von anderen mit chemischen Bestandteilen vermischt angeboten werden. Sie bilden eine schützende, bei Entzündungen heilungsfördernde Schicht zwischen Haut und Beutel.

**Hepatisch:** Die Leber betreffend.

**Hernie:** Bauchwandbruch. Grundsätzlich wird unterschieden zwischen der *parastomalen Hernie,* einer Muskellücke mit Durchtritt des Darms und einer Vorwölbung der Bauchdecke mit intaktem Muskel.

**Hospiz:** Einrichtung mit dem Schwerpunkt der Betreuung unheilbar chronisch Erkrankter.

**ILCO:** Eine seit 1972 in Deutschland und im Ausland teilweise schon vorher bestehende Vereinigung von Stomaträgern. Ihre Zielsetzung ist die Förderung von Begegnungen Betroffener, der Erfahrungsaustausch mit Gleichbetroffenen, die Bereitstellung von Informationen und fachlicher Beratung sowie die Interessenvertretung von Menschen mit einer Colo-, Ileo- oder Urostomie.

**Ileostoma:** Öffnung und Stuhlableitung aus dem Dünndarm. Sie kann doppelläufig oder endständig sein.

**Ileum:** Auch Krummdarm genannt. Es schließt an das Jejunum (Leerdarm) an und mündet in den Dickdarm (Colon).

**Immunsystem:** Körpereigenes Abwehrsystem vor körperfremden Stoffen. Es ist ein äußerst kompliziertes, aus vielen Bausteinen bestehendes System zellulärer und nicht nichtzellulärer (humoraler) Elemente. Seine Rolle bei der Krebs-»Abwehr« ist noch nicht ganz geklärt.

**Immuntherapie:** Behandlung einer Erkrankung durch Eingriff in das Immunsystem. Man unterscheidet eine unspezifische von einer spezifischen Immuntherapie. Erstere soll alle Immunabläufe anregen, letztere nur ganz spezifische Schritte in der Immunabwehr beeinflussen.

**Interferon:** In der spezifischen Immuntherapie benutzte Eiweiße, die sich natürlicherweise in den Zellen bei Virusinfektionen bilden und die Vermehrung der Viren hemmen sollen. Heute können die Interferone gentechnologisch hergestellt werden.

**Interleukin:** Körpereigene Abwehrsubstanzen, die von Immunzellen gebildet werden. Interleukin II wird in der spezifischen Immuntherapie benutzt und kann heute gentechnologisch hergestellt werden.

**Intravenös:** Einbringen von Medikamenten oder Flüssigkeiten in eine Vene.

**Irrigation:** Spülmethode mit Wassereinläufen, die den Stomaträger mindestens 24 Stunden ausscheidungsfrei halten soll. Diese Methode kommt ausschließlich für den Colostomaträger in Frage.
Durch Einfüllen von Wasser werden Dehnungsrezeptoren im Dickdarm aktiviert und hierdurch eine Massenperistaltik in Gang gesetzt. Diese führt zu einer kompletten Entleerung des Dickdarminhalts.

**Irrimatic-Gerät:** Ein Irrigationsbehälter mit Pumpe, der keine Aufhängung benötigt. Er ermöglicht, daß der gewählte Spüldruck konstant gehalten wird. Hierdurch werden u. a. kürzere Spülzeiten erreicht.

**Karaya:** Karaya ist ein tropisches Baumharz und stark feuchtigkeitsanziehend. Dadurch kann es Schweiß- und Darmsekrete aufnehmen und die das Stoma umgebende Haut trocken halten.

**Kernspintomographie (NMR):** Bildgebendes Untersuchungsverfahren, das – im Gegensatz zur Röntgen- und computertomographischen Untersuchung – nicht mit einer Strahlenbelastung verbunden ist. Dabei senden die Wasserstoffatome im Körper als Antwort auf ein von außen erzeugtes hohes Magnetfeld meßbare Signale aus, woraus sich wiederum Bilder des Körpers zusammensetzen lassen. Die Kernspintomographie ist in einigen Bereichen den anderen Untersuchungsverfahren überlegen, in anderen Bereichen unterlegen.

**Killerzellen:** Bestimmte, bei der spezifischen Immunabwehr beteiligte Zellen, die in der Krebsabwehr eine besondere Rolle spielen sollen.

**Kocksche Tasche bzw. Kocksches Reservoir:** Sie ist nur bei Ileostomapatienten möglich. Aus Darmschlingen wird am Ende des Dünndarms vor dem Stoma eine Tasche gebildet, die den Stuhl sammelt. Die Stuhlentleerung erfolgt dann kontrolliert durch ein in das Dünndarmstoma eingeführtes Darmrohr.

**Kolektomie:** Vollständige (totale) oder teilweise (z. B. Hemikolektomie) Entfernung des Dickdarms.

**Kolitis ulcerosa:** Mit Geschwürbildung einhergehende Dickdarmerkrankung, die gelegentlich die Anlage eines Stomas notwendig macht.

**Kolon:** Dickdarm.

**Koloskopie:** Darmspiegelung. Die aussagekräftigste Untersuchung zum Ausschluß krankhafter Veränderungen im Dickdarm. Beim Stomaträger geht die Ausspiegelung im allgemeinen sehr rasch und komplikationslos, da die für die Koloskopie am schwierigsten zu passierenden Darmabschnitte des Enddarms und des Sigmas fehlen.

**Kolostoma:** Dieses Wort setzt sich aus den griechischen Wörtern Kolon (Dickdarm) und Stoma (Mund, Ausgang) zusammen. Ein anderer (lateinischer) Ausdruck hierfür lautet *Anus praeter.* Bildet der Dickdarm (Kolon) – und nicht der Anus – den Darmausgang, bezeichnet man dies als Kolostoma. Macht die vorausgehende Erkrankung die Entfernung des Mastdarms und/oder einen Teil des Dickdarms notwendig, so muß der Arzt ein *endständiges Kolostoma* anlegen. Ansonsten legt er ein *doppelläufiges Kolostoma* an.

**Kolostomiebeutel:** Auch geschlossener Beutel genannt. In ihm wird der aus dem Stoma kommende Stuhl aufgefangen.

**Kontinenz:** Fähigkeit, den Abgang von Urin oder Stuhl zu beeinflussen.

**Kortison:** Ein in der Nebennierenrinde gebildetes Hormon, das viele wichtige Aufgaben im menschlichen Organismus erfüllt.

**Kurative Therapie:** Im Gegensatz zur palliativen Therapie oder zur symptomatischen Therapie steht bei ihr als Ziel die Heilung im Vordergrund. Bei ihr werden gelegentlich sehr aggressive, d. h., belastende Methoden eingesetzt, um alle Krebszellen zu vernichten und eine Heilung zu erzielen.

**Kurklinik, Kuren:** Früher häufig benutzter Ausdruck für stationäre Heilverfahren, stationäre Rehabilitation oder stationäre Nachsorge. Stationäre

Heilverfahren von Stomapatienten sollten ausschließlich in Rehabilitationskliniken mit besonders auf Stomapatienten ausgerichteten Rehabilitationsprogrammen und speziellem Personal (z. B. Stomatherapeuten) durchgeführt werden.

**Leberperfusion:** Spezielle Chemotherapie zur Behandlung von Lebermetastasen. In die zur Leber führenden Blutgefäße werden Zytostatika gespritzt, die so in hoher Konzentration in das vom Tumor befallene Lebergewebe gelangen.

**Leibbinde:** Bei bzw. zur Verhinderung von Bauchwandbrüchen (Hernie) wird häufig eine Leibbinde zur Unterstützung der Bauchmuskulatur getragen. Andere bevorzugen ein Korsett. Leibbinde und Korsett werden von Bandagisten (Sanitätshaus) angefertigt.

**Leukopenie:** Verminderung der Zahl der weißen Blutkörperchen (Leukozyten) im Blut.

**Lippenfistel:** Äußere (Darm-) Fistel mit herausgedrehter Schleimhaut.

**Lokal:** Örtlich, auf bestimmte Abschnitte des Körpers beschränkt. Der Gegensatz hierzu lautet systemisch oder disseminiert.

**Lokalrezidiv:** Erneutes Auftreten eines Tumors an der schon ehemals behandelten Stelle. Der Gegensatz hierzu ist das Fernrezidiv, auch Metastase genannt.

**Lymphozyten:** Blutzellen, die die Abwehr von Krankheiten und Fremdstoffen zur Aufgabe haben. Es gibt zahlreiche, teilweise sehr unterschiedliche Aufgaben in der Immunabwehr, die von unterschiedlichen lymphozytären Untergruppen (lymphozytären Subpopulationen) erfüllt werden.

**Mastdarm:** Anderer Ausdruck für Enddarm oder Rektum. Er ist der letzte Teil des Darms vor dem Darmausgang (Anus). Er fehlt bzw. ist nicht mehr funktionstüchtig beim Stomaträger.

**Metastase:** Tochtergeschwülste, die durch Verschleppung von Geschwulstzellen fern vom Ursprungsherd an einer anderen Körperstelle entstehen. Die Ausbreitung von Zellen (Metastasierung) erfolgt vorwiegend über die Blut- und Lymphbahnen. Bei Dickdarmkarzinompatienten sind am häufigsten die Leber und die Lymphknoten betroffen, wohingegen beim Enddarmkrebspatienten am häufigsten das kleine Becken und danach die Leber- und die Lymphknoten betroffen sind.

**Minibeutel:** Anderer Ausdruck für Stomakappen.

**Monoklonale Antikörper:** Mit Hilfe der Gentechnologie hergestellte, hochspezifische identische Antikörper. Diese können sowohl in der Erkennung als auch neuerdings in der Therapie benutzt werden.

**Morbus Bowen:** Schuppende, chronische Hautveränderungen, die nach Jahren zu Krebs entarten können.

**Nachsorge:** Unter Nachsorge versteht man alle diejenigen diagnostischen und therapeutischen Maßnahmen, die im Anschluß an die abgeschlossene Primärbehandlung durchgeführt werden. Sie beinhaltet Maßnahmen, die zum einen eine Lebensverlängerung und zum anderen eine Lebensqualitätsverbesserung zum Ziel haben.
Man unterscheidet die ambulante, die teilstationäre und die stationäre Nachsorge. Unter stationärer Nachsorge versteht man die Anschlußheilbehandlung (AHB) und spätere stationäre Heilverfahren und Kuren. Als teilstationäre Nachsorge bezeichnet man eine ganztägige umfassende Nachsorge- und Rehabilitationsbetreuung in einer Rehabilitationsklinik, bei der jedoch im Gegensatz zur stationären Nachsorge die Betroffenen die Abende und Wochenenden zu Hause verbringen können.
Krebspatienten mit einem Stoma sollten nur in Nachsorgekliniken betreut werden, die über besondere Erfahrungen in der Nachsorge und Rehabilitation von Stomaträgern verfügen.

**Neoplasma:** Viele Ärzte gebrauchen diesen Begriff gleichbedeutend mit maligner Tumor (auch Karzinom oder Malignom genannt). Er ist eine Umschreibung für eine bösartige Wucherung.

**Nitrosamine:** Krebserregende Stoffe (insbesondere für Tumoren der Verdauungswege), die teilweise dem Körper mit der Nahrung zugeführt, teilweise jedoch auch im Körper selbst hergestellt werden. Vitamin C soll die körpereigene Bildung der krebserregenden Nitrosamine aufhalten.

**NMR:** Siehe Kernspintomographie.

**Nuklearmedizin:** Ein Untersuchungsverfahren zur Feststellung krankhafter Veränderungen der unterschiedlichsten Körpergewebe.
Hierbei werden radioaktive Mittel gespritzt, die sich in dem untersuchten Gewebe anreichern. Die Strahlenbelastung ist im allgemeinen gering, häufig sogar noch geringer als bei Röntgenuntersuchungen.

**Onkologen:** Bezeichnung für Ärzte, die sich auf die Behandlung von Krebserkrankungen spezialisiert haben. Manche unterscheiden den internistischen, den chirurgischen, den gynäkologischen und den strahlentherapeutischen Onkologen.

**Onkologie:** Lehre von Geschwülsten und deren Therapiemöglichkeiten mit Medikamenten, Operation, Strahlentherapie oder physikalischen Maßnahmen.

**Palliative Therapie:** Eine krebshemmende Therapie, die vorrangig auf die Erhaltung bzw. Verbesserung der Lebensqualität und auf die Beseitigung der Beschwerden abzielt. Sie ist zu unterscheiden von der kurativen Therapie, die primär die Heilung zum Ziel hat.

**Paramedizin:** Im Gegensatz zur Schulmedizin offiziell nicht anerkannte medizinische Maßnahme, da ihre Wirksamkeit mit naturwissenschaftlichen Methoden nicht nachzuweisen ist. Die Kosten dieser paramedizinischen Behandlungen werden zumeist von den Krankenkassen nicht erstattet.

**Parastomal/Peristomal:** Umgebung rund um das Stoma.

**Pelotte:** Gummiunterlegter Andruck mit Gürtel und einfachen Plastiktüten, die in den Ring eingeklemmt werden. Pelotten waren Vorläufer der heute überwiegend benutzten Stomabeutel.

**Phytotherapie:** Behandlung mit Medikamenten pflanzlicher Herkunft.

**Polyposis coli:** Krankheitsbild mit multiplen, meist gutartigen Geschwülsten der Dickdarm- und Enddarmschleimhaut. Sie können mit der Zeit entarten. Die Anlage für diese Erkrankung – auch familiäre adenomatöse Polyposis – ist vererblich.

**Pouch:** Medizinischer Fachbegriff für ein operativ angelegtes Reservoir (Tasche) aus Darmteilen, das Stuhl bzw. Urin sammelt und bis zur Entleerung – mittels Katheder (Kocksche Tasche, Mainz-Pouch) oder auf natürlichem Wege – zurückhält.

**Prognose:** Zukunftsaussichten, voraussichtlicher Krankheitsverlauf.

**Progression:** Fortschreiten der Erkrankung.

**Proktologe:** Ein Facharzt, der sich auf die Behandlung von Enddarmerkrankungen spezialisiert hat.

**Prolaps:** Vorfall des Darms über 3 cm hinaus. Bei weit herausragendem Darm ist die Gefahr einer Geschwürbildung besonders groß. Durch einen kleinen operativen Eingriff läßt sich der Prolaps im allgemeinen beseitigen.

**Propyhlaxe:** Verhütung von Krankheiten; Vorbeugung gegen Krankheiten.

**Pseudopolypen:** Schleimhautausstülpungen, die häufig auf der Stomaschleimhaut auftreten. Sie sind kein Grund für eine Beunruhigung, da sie gutartig sind. Dennoch sollten Sie diese Pseudopolypen sicherheitshalber Ihrem Arzt zeigen. Sie lassen sich durch Ätzung mühelos beseitigen.

**Psychosomatik:** Beziehung zwischen seelischen Vorgängen und körperlichen Funktionen.

**Radikaloperation:** Totale Entfernung einer Krebsgeschwulst.

**Rehabilitation:** Zusammenfassung aller medizinischen, psychischen, sozialen und beruflichen Maßnahmen, die eine Eingliederung der Krebskranken in Familie, Gesellschaft, Arbeit und Beruf zum Ziel haben. Die Rehabilitationsmaßnahmen sollen dem Rehabilitanden dabei behilflich sein, mit den infolge der Krebserkrankung und der Therapie entstehenden neuen Problemen besser zurechtzukommen.

**Rektum:** Enddarm oder Mastdarm genannt. Hier kommt es zur Speicherung des Stuhls. Durch den am untersten Teil des Rektums befindlichen Schließmuskel ist die Kontrolle über die Stuhlentleerung gewährleistet. In der Regel fehlt dieser Darmteil bei Stomaträgern, es sei denn, daß das Rektum belassen wurde (Hartmannsche Operation).

**Remission:** Rückbildung des Tumors.

**Retraktion:** Der Darmausgang zieht sich unter das Hautniveau zurück.

**Reversibel:** Umkehrbar im Gegensatz zu irreversibel (nicht mehr umkehrbar bzw. reparabel).

**Rezidiv:** Erneutes Auftreten einer Krebsgeschwulst. Das Rezidiv kann auf den Darm beschränkt sein (Lokalrezidiv), aber auch in den umgebenden Lymphknoten (lokoregionär) oder an einer anderen Körperstelle lokalisiert sein. Im letzteren Falle spricht man von Metastasen.

**RO-Operation:** Komplette Entfernung des Tumors ohne Hinweis für zurückbleibendes Tumorgewebe. Bei den $R_1$- oder $R_2$-Operationen ist Tumorgewebe mikroskopisch ($R_1$) oder makroskopisch ($R_2$) noch verblieben.

**Sarkom:** Bösartige Geschwulst, die vom Bindegewebe ausgeht.

**Sigma:** Der s-förmig verlaufende Darmabschnitt vor dem Enddarm.

**Sigmoidostomie:** Künstlicher Darmausgang im rechten Unterbauch. Es ist das häufigste Stoma und wird vorwiegend nach Mastdarmentfernungen infolge Krebs angelegt.

**Simonton-Methode:** Von dem amerikanischen Arzt Simonton für Krebspatienten entwickelte Methode zur Entspannung, Angstbekämpfung und »Steigerung der körpereigenen Abwehrkräfte«. Wechselwirkungen zwischen Seele, Geist und Körper sollen positiv beeinflußt werden.
Es handelt sich um eine Psychotherapie, die den Erkrankten mobilisieren soll, seine eigenen körperlichen und seelischen Abwehrkräfte zu fördern.

**Sonographie:** Untersuchungsmethode mit Hilfe energiereicher Schallwellen. Durch sie können Veränderungen von z. B. Leber, Bauchspeicheldrüse, Nieren und Milz festgestellt werden. Es handelt sich um eine weitgehend schmerzlose und komplikationslose Untersuchungsmethode, die sehr aussagekräftig ist. Es gibt auch eine spezielle Sonographie zur Untersuchung des Enddarms und der anliegenden Organe. Man nennt sie *Endosonographie* oder *Rektumsonographie.*

**Sphinkter:** Schließmuskel, der den Ausgang z. B. des Enddarms verschließt. Auch die Harnröhre wird durch einen Sphinkter von der Harnblase getrennt. Ist der Sphinkter defekt, so kommt es zu unwillkürlichem Stuhl- oder Harnabgang (Inkontinenz).

**Stenose:** Verengung.

**Stöpsel:** Im allgemeinen Sprachgebrauch benutzter Ausdruck für ein spezielles Stomaverschlußsystem für Patienten mit einem endständigen Colostoma.

**Stoma:** Künstliche Öffnung. Derartige künstliche Öffnungen (Stomata) gibt es für die Luftwege (Tracheostoma), für die Harnwege (Urostoma), für den Dünndarm (Ileostoma) und den Dickdarm (Colostoma).

**Stomablockade:** Eine Komplikation, die insbesondere bei Ileostomaträgern, wesentlich seltener hingegen bei Colostomaträgern, auftreten kann. Der Stomaausgang ist verstopft.

**Stomakappe:** Auch Minibeutel genannt. Wasserdichte, mit einer Klebefläche haftende Abdeckung, die bei kontinenten Stomata nach der Irrigation sowie während der ausscheidungsfreien Zeit getragen werden kann.

**Stomastenose:** Verengung der Stomaöffnung.

**Stomatherapeut(in):** Pflegepersonal, das eine spezielle Zusatzausbildung in der Stomaversorgung und -beratung hat.

**Stomatologie:** Nicht etwa die Lehre vom künstlichen Darm, sondern die Lehre von den Erkrankungen der Mundhöhle. Der Stomatologe, eine Art Zahnarzt, hat keine Ahnung von Ihrer Behinderung, der Ileo- oder Colostomie.

**Strahlenfibrose:** Krankhafte Bindegewebsvermehrung als Strahlenfolge.

**Strahlenproktitis:** Entzündung des Enddarms als Folge einer Strahlenbehandlung.

**Strahlentherapie:** Anwendung von energiereichen Strahlen zur Behandlung von Krankheiten, z. B. zur Geschwulstbehandlung. Man unterscheidet mehrere Arten von Strahlentherapie, so die Röntgentherapie, die Telekobalttherapie, die Neutronentherapie.

**Subileus:** Nahezu vollständiger Darmverschluß.

**Symbioselenkung:** Von Anhängern der »biologischen Therapien« geprägter Begriff, der eine »Reharmonisierung der Lebensgemeinschaft zwischen dem Menschen und den Bakterien seines Magen-Darm-Traktes« beinhaltet. Die Abwehrkräfte des Körpers sollen angeblich hierdurch angeregt und verbessert werden. Die Symbioselenkung wird durch Änderung der Lebensweise, Vermeidung von Umweltbelastungen, geringeren Verbrauch von Medikamenten und Genußmitteln, die das harmonische Gleichgewicht zwischen Mensch und Mikroben im Darm zerstören können, erreicht.

**Syphonbildung:** Der Darm bildet vor dem Stoma eine syphonähnliche Schlinge. Sie kann die Irrigation beträchtlich erschweren.

**Szintigraphie:** Die Szintigraphie gibt die räumliche Verteilung einer radioaktiven Substanz an, die z. B. von der Leber (Leberszintigraphie), vom Knochen (Skelettszintigraphie) oder vom Lungengewebe (Lungenperfusionsszintigraphie) aufgenommen und gespeichert wurde. Die Art und Dichte der Verteilung gibt Aufschluß über die krankhafte Veränderung des Organs und ist deshalb wichtig für die medizinische Diagnostik.

**T-Lymphozyten:** Zusammen mit den B-Lymphozyten für die Immunabwehr wichtige Zellen. Es gibt mehrere Arten von T-Lymphozyten.

**Tenesmus:** Krankhafter und zwanghafter Harn- und Stuhldrang. Geringe Entleerung.

**TNM-System:** Einteilung der Tumoren je nach Größe und Ausdehnung des Tumors (T), der befallenen oder nicht befallenden Lymphknoten (N) und der Angabe, ob andere Organe befallen sind (M).

**Transversostomie:** Bei der Transversostomie wird zumeist ein doppelläufiges passageres Stoma am querverlaufenden Dickdarm angelegt. Dazu wird der querverlaufende Teil des Dickdarms auf die Bauchwand gezogen und geöffnet, so daß zwei Darmausgänge entstehen. Der eine führt zum Dünndarm. Aus diesem treten die Verdauungsreste aus. Der andere Ausgang führt zum Mastdarm und After. Dieser Darmteil wird durch die Transversostomie ruhiggestellt.

**Tumormarker:** Im Blut oder Gewebe nachweisbare Eiweißstoffe, die bei Tumorwachstum erhöht sein können. Eine Erhöhung der Tumormarker kann, muß aber nicht auf Tumorwachstum hinweisen. Auch sind die Tumormarker häufig erst ab einer bestimmten Tumorgröße im Blut nachweisbar. Normale Tumormarkerwerte schließen eine Wiedererkrankung also nicht aus.

**Tumornachsorge:** Maßnahmen im Anschluß an die Operation. Sie bestehen sowohl aus Hilfen, um besser mit dem Stoma zurechtzukommen, als auch aus vorsorgenden Maßnahmen zur Verhinderung der Wiedererkrankung und schließlich auch aus Maßnahmen zur Früherkennung einer Wiedererkrankung.

**Ultraschalluntersuchung:** (siehe auch Sonographie).
Man unterscheidet eine Abdomen-, Leber-, Schilddrüsen-, Mamma-, Doppelultraschalluntersuchung. Es handelt sich um Untersuchungen, die die in den Organen und Geweben unterschiedlichen Reflexionen elektromagnetischer Wellen ausnutzen. Bislang wurden keinerlei schädliche Auswirkungen dieser in der Tumornachsorge sehr gebräuchlichen Untersuchungsmethoden festgestellt.

**Ureter:** Harnleiter.

**Ureterosigmoideostomie:** Einpflanzung des Harnleiters in den Sigmabereich des Dickdarms.

**Vitamine:** Lebenswichtige Spurenelemente.

**Waschfrauenhaut:** Chronische Hautfeuchtigkeit um das Stoma herum, die zu Entzündungen prädisponiert. Ursächlich hierfür können eine undichte Versorgung oder eine starke Transpiration sein.

**Zökostomie:** Bei der Zökostomie wird das Stoma im rechten Unterbauch im Zökum angelegt. Meist handelt es sich um passageres Stoma.

**Zökum:** Dickdarmabschnitt, der sich kurz nach der Einmündung des Dünndarms in den Dickdarm (Bauhinsche-Klappe) befindet.

**Zytostatika:** Chemische Mittel zur Hemmung des Tumorwachstums. Einige Zytostatika greifen die Tumorzellen direkt an, andere verhindern nur deren Vermehrung. Zytostatika, die nur die Tumorzellen angreifen und gesunde Zellen schonen, gibt es noch nicht.

# *Wichtige Adressen*

1. Arbeiterwohlfahrt Bundesverband e.V., Marie-Juchacz-Haus, Oppelner Straße 130, 53119 Bonn, Telefon (02 28) 6 68 50
2. Arbeitsgemeinschaft für Krebsbekämpfung im Lande Nordrhein-Westfalen, Universitätsstraße 140, 44799 Bochum-Querenburg, Telefon (02 34) 3 04 89 24
3. Bundesarbeitsgemeinschaft »Hilfe für Behinderte«, Kirchfeldstraße 149, 40215 Düsseldorf, Telefon (02 11) 3 10 06-0
4. Bundesverband Selbsthilfe Körperbehinderter e.V., 74238 Krautheim/Jagst, Telefon (0 62 94) 6 80
5. Bundeszentrale für gesundheitliche Aufklärung, Ostmerheimer Straße 200, 51109 Köln, Telefon (02 21) 89 92-0
6. Deutsche Krebshilfe e. V., Thomas-Mann-Straße 40, 53111 Bonn, Telefon (02 28) 72 99 99
7. Deutsches Krebsforschungszentrum (DKFZ), Im Neuenheimer Feld 280, 69120 Heidelberg, Telefon (0 62 21) 48 41
8. Deutsche Arbeitsgemeinschaft Selbsthilfegruppen, Friedrichstraße 28, 35392 Gießen, Telefon (06 41) 7 02 24 78
9. Deutsche Krebsgesellschaft und ihre Landesverbände e.V., Geschäftsstelle Paul-Ehrlich-Straße 41, 60596 Frankfurt, Telefon (0 69) 63 00 96-0
   - Krebsverband Baden-Württemberg e.V., Adalbert-Stifter-Straße 105, 70437 Stuttgart, Telefon (0711) 8 48 28 56
   - Bayerische Krebsgesellschaft e.V., Tumblingerstraße 4, 80337 München, Telefon (0 89) 53 11 75

- Landesverband Berlin e.V., Königsberger Straße 36 a, 12207 Berlin, Telefon (0 30) 7 72 90 90
- Landesverband Brandenburg, Heinrich Mann-Allee 103, Haus 16, 14473 Potsdam, Telefon (03 31) 87 12 36
- Landesverband Bremen, Rembertistraße 99, 28195 Bremen, Telefon (04 21) 32 51 69
- Hamburger Landesverband für Krebsbekämpfung und Krebsforschung (Hamburger Krebsgesellschaft), Martinistraße 52, 20251 Hamburg, Telefon (0 40) 4 60 42 22
- Hessische Krebsgesellschaft e.V., Nikolaistraße Ecke Kirchplatz, 35037 Marburg, Telefon (0 64 21) 1 57 33
- Landesverband Mecklenburg/Vorpommern, Pathologisches Institut des Krankenhauses Schwerin, Werderstraße 30, 19055 Schwerin, Telefon (03 85) 51 41
- Niedersächsische Krebsgesellschaft e.V., Ellernerstraße 36, 30175 Hannover, Telefon (05 11) 81 50-91 und 92
- Gesellschaft zur Bekämpfung der Krebskrankheiten des Landes NRW, Johann-Weyer-Straße 1, 40225 Düsseldorf, Telefon (02 11) 33 00 15
- Krebsgesellschaft Rheinland-Pfalz e.V., Schloßstraße 8, 56068 Koblenz, Telefon (02 61) 3 10-47 und 48
- Landesverband für Krebsbekämpfung und Krebsforschung im Saarland, Faktoreistraße 4, 66111 Saarbrücken, Telefon (06 81) 4 00 30
- Sächsische Krebsgesellschaft e.V., Karl-Keil-Straße 35, 08060 Zwickau, Telefon (03 75) 52 33 23
- Landesverband Sachsen-Anhalt, Klinik für Chirurgie der Martin-Luther-Universität Halle, Ernst-Grube-Straße 40, 06120 Halle/Saale, Telefon (03 45) 67 23 14 und 15
- Schleswig-Holsteinische Krebsgesellschaft e.V., Flämische Straße 6 – 10, 24103 Kiel, Telefon (04 31) 9 60 12
- Thüringische Krebsgesellschaft e.V., Poliklinik für Innere Medizin der Medizinischen Akademie Erfurt, Nordhäuser Straße 74, 99089 Erfurt, Telefon (03 61) 79 27 40

10. Deutsche ILCO e.V., Postfach 12 65, 85312 Freising, Telefon (0 81 61) 8 49 09 oder 8 49 11
11. Deutsche Vereinigung der Entero-Stomatherapeuten (DVET), Augustenburger Straße 74, 49678 Osnabrück, Telefon (05 41) 4 21 10
12. Genesendenhilfe e.V., Steindamm 87, 20099 Hamburg, Telefon (04 04) 24 69 76

13. Gesellschaft für biologische Krebsabwehr, Postfach 10 25 49, 69015 Heidelberg, Telefon (0 62 21) 16 15 25
14. Gesellschaft für Inkontinenzhilfe, Friedrich-Ebert-Straße 124, 34119 Kassel, Telefon (05 61) 78 06 04
15. »Gesamtprogramm zur Krebsbekämpfung« des Bundes, Postfach 20 02 20, 53132 Bonn, Telefon (02 28) 9 30-0
16. Interessengemeinschaft der Krebsnachsorge des Landes Bremen e.V., Landwehrstraße 60, 28217 Bremen, Telefon (04 21) 2 96 30 66
17. Krebsinformationsdienst (KID), Postfach 10 19 49, Im Neuenheimer Feld 280, 69120 Heidelberg, Telefon (0 62 21) 41 01 21
18. Krebsnachsorgegruppen im Landessportbund Nordrhein-Westfalen e.V.,
Die Anschriften der Vereine und der Übungsleiter/innen bitten wir zu erfragen über *Landessportbund Nordrhein-Westfalen e.V.*, Friedrich-Alfred-Straße 25, Sportpark Wedau, 47055 Duisburg, Telefon (02 03) 73 81-01
19. Landesarbeitsgemeinschaft »Hilfe für Behinderte«, Kirchfeldstraße 149, 40215 Düsseldorf, Telefon (02 11) 31 00 60
20. Malteser Telefon, Telefon (02 21) 34 10 11
21. Patienteninitiative Sonnenberg-Sanatorium, 37242 Bad Sooden-Allendorf, Telefon (0 56 52) 20 72
22. Psychosoziale Beratungs- und Betreuungsstelle von Tumorpatienten des Westdeutschen Tumorzentrums (WTZ), Hufelandstraße 55, 45147 Essen, Telefon (02 01) 7 21(1)
23. Psychosoziale Nachsorgeeinrichtung und Fortbildungsseminar an der Chirurgischen Universitätsklinik Heidelberg (Ernst-Moro-Haus), Im Neuenheimer Feld 155, 69120 Heidelberg, Telefon (0 62 21) 56 30 81
24. Selbsthilfe Krebs im Albrecht-Achilles-Haus, Albrecht-Achilles-Straße 59, 10709 Berlin, Telefon (0 30) 8 91 40 49
25. Tumorzentren und onkologische Schwerpunktkrankenhäuser:
    - Tumorzentrum Aachen, Pauwelstraße, 52074 Aachen, Telefon (02 41) 8 08 93 88
    - Tumorzentrum Berlin, Hindenburgdamm 30, 12203 Berlin, Telefon (0 30) 8 34 10 40
    - Tumorzentrum Bonn, Sigmund-Freud-Straße 25, 53127 Bonn, Telefon (02 28) 2 80 24 89 oder 2 80 38 02
    - Tumorzentrum Bremen, Contrescarpe 8 a, 28203 Bremen, Telefon (04 21) 4 97 51 78

- Tumorzentrum Düsseldorf, Moorenstraße 5, 40225 Düsseldorf, Telefon (02 11) 3 11 32
- Tumorzentrum Erlangen, Krankenhausstraße 12, 91054 Erlangen, Telefon (0 91 31) 85 40 80
- Westdeutsches Tumorzentrum Essen, Hufelandstraße 55, 45147 Essen, Telefon (02 01) 7 23 20 01
- Tumorzentrum Frankfurt, Theodor-Stern-Kai 7, 60596 Frankfurt, Telefon (0 69) 63 01 57 44 oder 63 24
- Tumorzentrum Freiburg, Hugstetter Straße 55, 79106 Freiburg, Telefon (07 61) 2 70 33 12
- Tumorzentrum Göttingen, Robert-Koch-Straße 40, 37075 Göttingen, Telefon (05 51) 3 57 70
- Tumorzentrum Hamburg, Martinistraße 52, 20251 Hamburg, Telefon (0 40) 4 68 43 90 oder 43 54
- Tumorzentrum Hannover, Konstanty-Gutschow-Straße 8, 30625 Hannover, Telefon (05 11) 53 23 02-0/-1
- Tumorzentrum Heidelberg/Mannheim, Im Neuenheimer Feld 100, 69120 Heidelberg, Telefon (0 62 21) 56 22 02
- Tumorzentrum Homburg/Saar und Saarländische Krebszentrale, Oskar-Orth-Straße, 66424 Homburg/Saar, Telefon (0 68 41) 1 67 43-1/-2
- Tumorzentrum Kiel, Arnold-Heller-Straße 8, 24105 Kiel, Telefon (04 31) 5 97 38 45
- Tumorzentrum Köln, Joseph-Stelzmann-Straße 9, 50931 Köln, Telefon (02 21) 4 78 55 34
- Tumorzentrum Lübeck, Kahlhorststraße 31 – 35, 23562 Lübeck, Telefon (04 51) 50 00
- Tumorzentrum Mainz, Am Pulverturm 13, 55131 Mainz, Telefon (0 61 31) 17 30 01 (Sekretariat) oder 17 30 03 (Sozialer Beratungsdienst und Dokumentation) oder 17 22 44 (Telefonisch-onkologischer Informationsdienst für Ärzte)
- Tumorzentrum Mannheim, Theodor-Kutzer-Ufer, 68167 Mannheim, Telefon (06 21) 38 32 85-4/-5 oder 27 63
- Tumorzentrum Marburg/Gießen, Baldinger Straße, 35043 Marburg, Telefon (0 64 21) 28 29 54
- Tumorzentrum München, Thalkirchner Straße 48, 80337 München 2, Telefon (0 89) 51 60 22-36/-38
- Tumorzentrum Münster, Domagkstraße 17, 48149 Münster, Telefon (02 51) 83 54 76

- Tumorzentrum Nürnberg, Flurstraße 17, 90419 Nürnberg, Telefon (09 11) 39 82 80-5/-6
- Tumorzentrum Stuttgart, Auerbacherstraße 110, 70736 Stuttgart, Telefon (0711) 8 10 15 06
- Tumorzentrum Tübingen, Karlstraße 9, 72072 Tübingen, Telefon (0 70 71) 29 52 35
- Tumorzentrum Ulm, Klinik am Safranberg, Steinhövelstraße 9, 89075 Ulm, Telefon (07 31) 17 91
- Tumorzentrum Würzburg, Josef-Schneider-Straße 2, 97080 Würzburg, Telefon (09 31) 2 01 31 26

## Adressen der ILCO-Gruppen in Europa

**Belgien**
STOMA-ILCO
Dalialaan 8, B-3191 Boortmeerbeek
Telefon 15-61 48 60
Stoma-Club Antwerpen
van Notenstreet 123, 2100 DEURNE
Stoma-Club Liége
34, rue Victor Carpentier, B-4020 LIEGE-BESSOUX

**Bulgarien**
Bul-ILCO c/o Union of invalids
21, Christo Beltschev-Straße 21, fl. IV/r. 48
SOFIA 1000

**Tschechische Republik**
ILCO c/o Jitka Zemanova
Hospital Bulvoka, 180 81 PRAGUE 8

**Dänemark**
COPA
Odinsvej 5, 4100 RINGSTED
Telefon 57 67 35 25

**Deutschland**
Deutsche ILCO e. V.
Postfach 12 65, 85312 FREISING
Telefon (0 81 61) 8 49 09, 8 49 11

**Finnland**
FINNILCO ry
Pl 242, Fin 33101 TAMPERE

**Frankreich**
Fedération des Stomisés de France (FSF)
76 Rue Balard, F-75015 PARIS
Telefon 1-45 57 40 02
I.A.S. France (Fédération Francaise des Associations pour l'Information et l'Aide aux Stomisés)
1, Place de Hopital, F-69288 LYON Cedex 02
Telefon (07) 78 92 20 43

**Griechenland**
ILCO Greece, c/o Hellenic Anticancer Institute
171 Alexandrae Ave, GR-603 ATHEN 115-22
Telefon (1) 64 30 81-1

**Großbritannien**
British Colostomy Association
15 Station Road, Reading, Berkshire RG1Lg
Telefon 734-39 15 37
IA (Ileosostomy Association of Great Britain and Ireland)
Amblhurst House, Black Scotch Lane
MANSFIELD, Notts NG18 ePF
Telefon (06 23) 2 80 99
Urostomy Association, c/o Mrs. Cooke
»Buckland«, Beaumont Park
DANBURY, Essex CM3 4DE
Telefon 245-22 42 94 94

**Island**
ISOLCOSkogarhlid 8, IS-101 REYJKAVIK

**Israel**
Israel Ostomy Association
PO Box 437, GIVALAIM, 53014
Telefon (3) 5 71 72 34

**Italien**
A. I. Stom
ViaVenezian 1, I-20133 MILANO
Telefon 2-2 36 02 74/70 63 57 71

**Kroatien**
CRO-ILCO Hrvatska-Liga Protiv Raka
c/o Mr. Silvester Fister, Ilica 197, 4100 ZAGREB

**Luxemburg**
ILCOLUX, c/0 Justine Jacqué
51, rue de Centre, L-3960 EHLANGE/Mess

**Niederlande**
Nederlandse Stomavereniging »HARRY BACON«
Wilhelminastraat 45, NL-3621 VG BREUKELEN
Telefon (0 34 62) 6 22 86

**Norwegen**
NORILCO
Fr. Nansens vei 12, N-0369 OSLO 3
Postboks 5327 Majorstua, N-0304 OSLO 3
Telefon (02) 46 10 10

**Österreich**
Österreichische ILCO
Obere Augartenstraße 26 – 28, A-1020 WIEN
Telefon (02 22) 3 56 87 72
(Donnerstag 9 – 12 Uhr, Telefon [02 22] 3 56 87 72)
**Polen**
POL-ILKO, Zarzad Glówzy, ul.
Przybyszewskiego 49
**Portugal**
A. P. O. (Associacao Portuguesa de Ostomizados)
Av. Joao Paulo II-Zona J. de Chelas Lote 5-52
2. "B,P-1900 LISSABON
Telefon (01) 85 60 54
**Rußland**
Asskol
104, Nevsky prospect, 191025 ST. PETERSBURG
**Schweden**
ILCO-Förbundet
Box 8135, S-70008 ÖREBRO
Telefon (0 19) 17 00 50/51
**Schweiz**
ILCO Schweiz, c/o Heinz Striffeler
Schermenweg 129, CH-3006 BERN
**Slovakei**
Slovilco
9, Jiraskova Street, 91101 TRENCIN
Telefon (08 37) 3 78 34
**Spanien**
AEDO (Association Espanola de Ostomizados)
c/o Gral. Martinez Campos 42, Dpdo 4 , 28010 MADRID
Telefon (01) 3 08 41 86
**Ukraine**
Transkarpatea Ostomy Association
c/o Dr. Vitaly Tsubar, Bauman St. 2, UZGORD
Telefon 2 62 27
**Ungarn**
Magyar ILCO
P.O.Box 259, H-7400 KAPOSVAR
Telefon (082) 315 122/118

## Adressen von Firmen, die wichtige Produkte für die Stomaversorgung vertreiben:

*Boehringer Ingelheim KG,* Medizintechnik, 55216 Ingelheim, Telefon (0 61 32) 77 32 17 (Berostom Beutelserie, Hautschutzplatten, -lösung, Geruchsbanner, Schleimlöser)

*B. Braun Medicare,* Postfach 11 57, 34212 Melsungen, Telefon (0 56 61) 71 19 11 (Biotrol-Produkte, Biotrol-Irrimatic , Biotrol-Almarys-Protect, Biotrol-Sysrem 2-Urimed, Areoplus -Sprays zur Geruchseliminiation, Pro Aktiv ein- und zweiteiliges Versorgungssystem, Pro Aktiv Hautschutzserie, pro Aktiv Irrimatic Set, Raumspray, Beutelüberzüge), Service-Telefon (01 30) 83 31 10

*Coloplast GmbH,* Postfach 70 03 40, 22003 Hamburg (Klebe-, Karaya-Perceft-, mc 2000-Beutel, Hautschutzplatten, -Ringe, -Paste, -Lotionen, Pflasterentferner, Comfeel-Pflegeserie, Filter, Irrigations-Set, Beutelüberzüge, Conseal-Verschlußsystem), Service-Telefon (01 30) 35 45

*Dansac,* Pfm Wankelstraße 60, 50996 Köln, Telefon (0 22 36) 96 41-0 (Beutelversorgung, Drainagebeutel, Hautschutzgürtel, Urostomiesysteme)

*Deutsche Hollister,* Postfach 13 23, 85767 Unterföhring (Beutel, Klebe- und Karaya-Ringe, -Paste, Hollihesive-Hautschutzplatten, Schutzbezüge, Haftspray, Pflasterentferner, Irrigations-Set), Service-Telefon (0130) 82 65 65

*ConvaTec,* 80632 München, Telefon (01 30) 26 00 (»Naturess«-Colostomiebeutel, Hautschutzpaste, Hautreinigungstupfer, Beutelversorgung), Service-Telefon (01 30) 26 00

*For Life,* Seelenbinder Straße 80, 12555 Berlin, Telefon (0 30) 6 57 26 92 (Filterkonstruktion mit Flüssigkeitsschutz), Stomacor-Hautschutzplatten, Beutelversorgung, Stoma-Kappen-Paste)

*Johnson & Johnson Medical GmbH,* Oststraße 1, 22844 Norderstedt (Kompressen für Stomaversorgung)

*Heinrich Caroli KG,* Postfach 12 60, 77933 Lahr/Schwarzwald, Telefon (0 78 21) 2 23 66 (Caroli-Bandagen und -Aufklebebeutel)

*Kräckmann & Co.,* Postfach 9, 65719 Hofheim-Lorsbach, Telefon (0 61 92) 2 50 79 (Anuspraetin, Ikupa 2000, Beutelüberzüge, Luma-Reinigungstücher, Filter, Entsorgungsbeutel)

*Meditec GmbH,* Seelenbinder Straße 80, 12555 Berlin (Versorgungssysteme)

*Medizin-Technik,* Dipl.-Ing. D. Heise, Berghofer Straße 201, 44241 Dortmund, Telefon (02 31) 48 05 33 (Erec Aid System von Osborn)

*Medic-Eschmann GmbH,* Schnackenburgerallee 116, 22525 Hamburg, Telefon (0 40) 5 40 70 96 (Stomaversorgungs- und Hautpflegeprogramm, Stoma-Siegel Hautschutzfläche Simcare EC1 Soft Colostomie- und Ileostomiebeutel, Stomakappen, Simcare-Pflegeprogramm, Raumluftdeodorantien, Karaya-Ringe, Symphony-Beutel, Deo-Sprays, Schutzcreme)

*MediComp GmbH,* Im Kouskamp 1, 48727 Billerbeck, Telefon (0 25 43) 81 25 (Ostopore- und Translet-Versorgungssysteme, Hautschutzmittel, Deodorants)

*pfm Plastik für die Medizin GmbH,* Wankelstraße 60, 50996 Köln-Sürth, Telefon (0 22 36) 9 64 10 (siehe Dansac)

*Schaefers, H.,* Borkener Straße 33, 46342 Velen-Ramsdorf, Telefon (0 28 63) 61 07 (Irrimatic, Combifix)

*Welland Medizinische Produkte GmbH,* Rotwandweg 3 a, 82024 Taufkirchen/b. München, Telefon (0 89) 6 14 40 (Einteiler, besondere Filtersysteme, Stomaabdeckung)

*Zimmermann GmbH & Co. Kg,* Hauptstraße 16, 35099 Burgwedel, Telefon (0 64 51) 72 12 - 0 (Bandstützgurte)

# Literaturauswahl

*Bayerisches Staatsministerium:* Zu Hause pflegen – zu Hause gepflegt werden. Ein Ratgeber. (Kostenlos zu beziehen über Bayerisches Landesamt für Versorgung und Familienförderung, Postfach 40 11 40, 80711 München)

*Delbrück, H.:* Darmkrebs. Rat und Hilfe für Betroffene und Angehörige. Kohlhammer-Verlag, Stuttgart 1994

*Delbrück, H.:* Ernährung nach Krebs. Empfehlungen für Betroffene und Angehörige. Selbstverlag, im Druck 1997

*Delbrück, H.:* Krebsschmerz. Rat und Hilfe für Betroffene und Angehörige. Kohlhammer-Verlag, Stuttgart 1993

*Deutsche ILCO:* Die Rehabilitation des Stomapatienten – eine multidisziplinäre Aufgabe. Deutsche ILCO, Kepserstraße 50, 85356 Freising

*Deutsche Krebshilfe:* Wegweiser zu Sozialleistungen. (Kostenlos zu beziehen über: Deutsche Krebshilfe, Thomas-Mann-Straße 40, 53111 Bonn)

*Englert, G., R. Winkler (Hrsg.)* Die Versorgung des Stomapatienten – Fortschritt und Defizite. Deutsche ILCO, Kepserstraße 50, 85356 Freising

*Freudenberg, E.:* Der Krebskranke und seine Familie. TRIAS-Thieme Hippokrates Enke, Stuttgart 1990

*Füsgen, I.:* Im Alter umsorgt. Die Betreuung und Pflege von hilfsbedürftigen Menschen zu Hause. TRIAS-Thieme Hippokrates Enke, Stuttgart 1992

*Füsgen, I.:* Harninkontinenz. TRIAS-Thieme Hippokrates Enke, Stuttgart 1994

*Higi, M.:* Krebslexikon. Wichtige Begriffe der Tumorerkrankung allgemein verständlich. BZV-Verlagsgesellschaft, München 1992

*Kastner, W., C. G. Ross:* Sterben und Steuern, Leitfaden durch das Erbschafts-, Steuer- und Schenkungssteuerrecht. Wolfgang Kastner, Juristischer Fachverlag 1991

*Leroi, R. (Hrsg.):* Misteltherapie. Eine Antwort auf die Herausforderung Krebs. Die Pioniertat Rudolf Steiners und Ita Wigmanns. Verlag Freies Geistesleben, Stuttgart 1987

*Lukas, E.:* Psychotherapie in Würde. Sinnorientierte Lebenshilfe nach Viktor E. Frankl, Quintessenz-Verlag, München 1994

*Mensen, H.:* Das neue ABC des autogenen Trainings. Goldmann Ratgeber, München 1988

*Porst, H.:* Was jeder Mann über Sexualität und Potenz wissen sollte. TRIAS-Thieme Hippokrates Enke, Stuttgart 1991

*Porst, H.:* Sexuelle Probleme des Mannes nach der Stomaoperation – Ursachen und Therapiemöglichkeiten. ILCO-Praxis 2, 1993

*Rober, L.:* Ernährung im Alter. Lehrbuch Altenpflege. 5. Auflage. C. R. Vincentz-Verlag, Hannover 1994

*Säuberli, H., M. L. Hefti, R. Landolt:* Intestinale Stomata, Indikation, Vorbereitung, operative Technik, Rehabilitation und Nachsorge. Verlag Hans Huber 1985

*Simonton, O. C., S. Simonton:* Wieder gesund werden: Eine Anleitung zur Aktivierung der Selbstheilungskräfte bei Krebspatienten und ihren Angehörigen. Rowohlt, Reinbek b. Hamburg 1982

*Stangl, M. L., A. Stangl:* Hoffnung auf Heilung. Seelisches Gleichgewicht bei schwerer Krankheit. Econ-Verlag, Düsseldorf 1984

*Tausch, A. M.:* Gespräche gegen die Angst. Rowohlt, Reinbek b. Hamburg 1981

*Winkler, R.:* Stomatherapie. Atlas und Leitfaden für intestinale Stomata. 3. Auflage, Thieme-Verlag, Stuttgart New York 1993

*Zanker, H., A. Donner:* Schwerbehindertenrecht. Ratgeber für die Praxis. Verlag F. Rehm, München 1993

# *Sachregister*